KB271503

통통 모녀의 놀고 먹는 다이어트

똥똥 모녀의 놀고 먹는 다이어트

지 은 이 | 김소영
펴 낸 이 | 김원중
기   획 | 김재운
편   집 | 김주화, 심성경
디 자 인 | 허민희, 신은정, 박선경
제   작 | 허석기
관   리 | 차정심
마 케 팅 | 박혜경
일 러 스 트 | 단비

초 판 인 쇄 | 2015년 6월 24일
초 판 발 행 | 2015년 7월 1일

출 판 등 록 | 제313-2007-000172(2007.08.29)

펴 낸 곳 | 상상예찬 주식회사
          도서출판 상상나무
주   소 | 경기도 고양시 행주산성로 5-10
전   화 | (031) 973-5191
팩   스 | (031) 973-5020
홈 페 이 지 | http://smbooks.com

ISBN 979-11-86172-11-7(13510)

값 15,000원

* 잘못된 책은 바꾸어 드립니다.
* 본 도서는 무단 복제 및 전재를 법으로 금합니다.

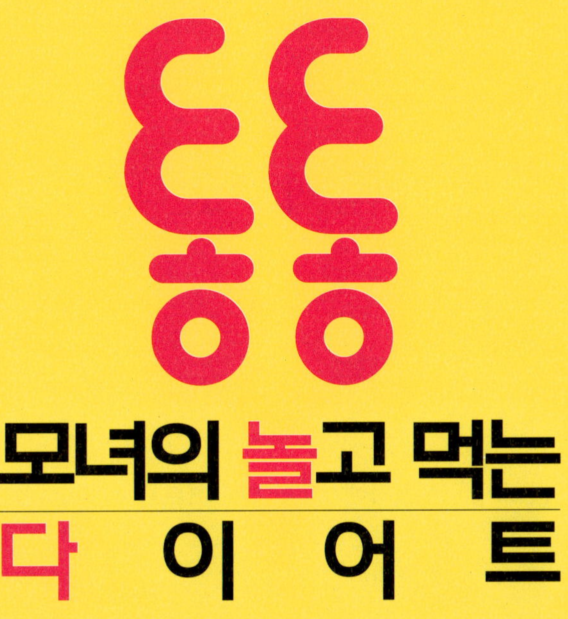

똥똥 모녀의 놀고 먹는 다이어트

50대와 20대 모녀 트레이너의 모델 몸매 도전기

김소영 | 지음

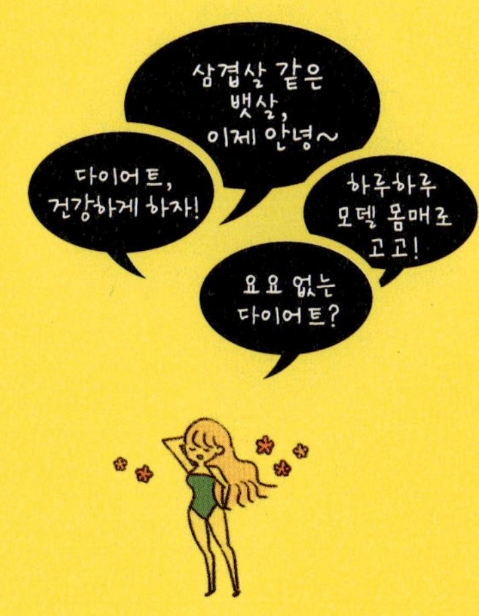

상상나무

늘 다이어트로 골머리를 썩고 있는 분들에게

이 프로젝트는 다이어트의 시작에서부터 다이어트를 마치고 책으로 완성되기까지 120일간 진행되었다.

나는 체육 계열의 일을 약 20년 이상 해온 트레이너고, 딸은 그런 나를 20년 이상 옆에서 지켜보았다. 나는 딸을 특별한 홈스쿨링으로 교육해 왔는데 그런 이야기까지 회상하면서 나눠 보면 재미있고 뜻깊을 것 같다.

얼마 전부터는 딸도 나처럼 트레이너의 길을 걷고 있다. 하지만 언제나 이 직업에서 빠져나갈 궁리도 함께 하고 있는 자유로운 존재다. 나도 그 사실을 알고 있고 또한 지지한다.

이 프로젝트는 딸이 트레이너의 길을 가고 있으면서도 먹는 걸 좋아하고 정크 푸드 마니아면서 삶을 대하는 태도는 몹시 느긋하다 못해 장래 계획은 세우지도 않는 무덤덤한 스타일이라서, 트레이너인 나, 그러니까 엄마인 내가 딸과 나 자신을 평범한 몸매에서 모델 같은 몸매로 만들어 보기로 계획하고 실행한 것이다.

더불어 이 프로젝트는 모든 평범하지만 모델 같은 몸매를 소망하는 분들을 위한 다이어트 최종 점검 프로그램이 될 것이다.

이 책은 다이어트를 하는 일상의 이야기와, 성공과 실패의 이야기를 가감 없이 있었던 그대로 담은 85일간의 다이어트 여정의 기록이다. 그리고 85일 이후, 처음에 목표를 정했던 대로 완벽에 가까워지는 결과까지 있는 그대로 기록하였다.

그다지 자랑스럽거나 대단한 일이라고는 생각하지 않지만, 늘 다이어트 때문에 골머리를 싸매고 있는 분들에게 실질적인 도움과 정신적 위로를 줄 수 있으리라 확신한다. 이 여정에 함께 한다면 어떤 다이어트로도 1kg도 빼보지 못했던 사람이라 해도, 별일 안 했는데도 시간이 지나면 10kg은 훌쩍 빠져있을 것이다.

다이어트는 하루에 한 걸음씩 천천히 걸어야만 목적지에 다다르기 때문이다.

그리고 체중 감량보다도 더 중요한 이야기를 하고 싶었다.

지금 이 순간, 당신은 존재 자체만으로 소중하며 아름답다는 사실이다.

어쩌면 이 책의 모든 내용은 이를 알려주기 위한 방편이다.

2015년 6월

김 소 영

C O N T E N T S

PART 1
트레이너가 이래서야 되겠니?

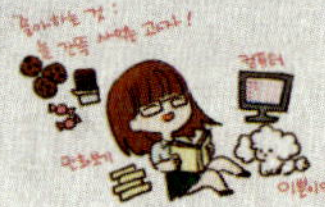

PART 2
어디 한번 모델 몸매가 되어 볼까?

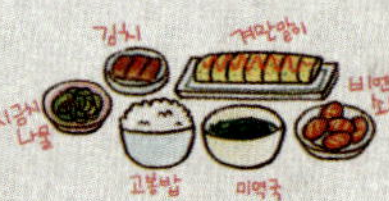

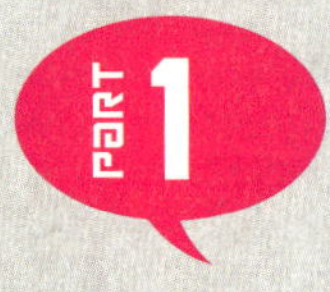

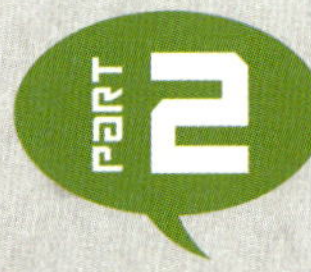

C O N T E N T S

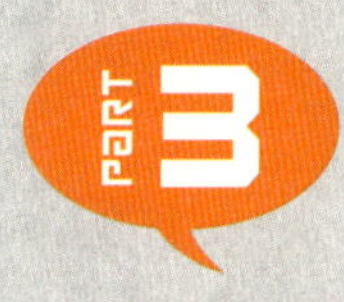

PART 3 실전이다! 놀고 먹는 다이어트!

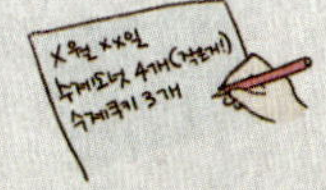

CONTENTS

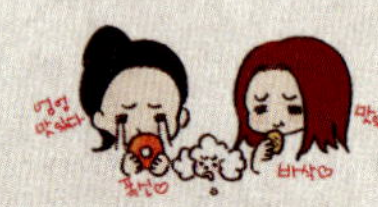

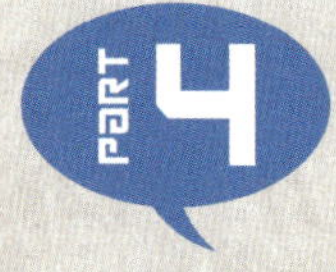

PART 4 프로젝트가 끝나도 감량은 계속된다

C O N T E N T S

PART 5

평생 멋진 몸을 보장하는 최소한의 운동법

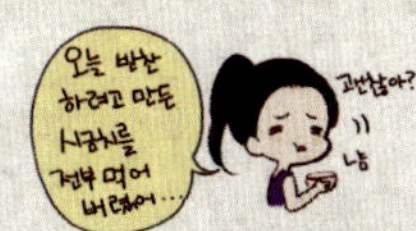

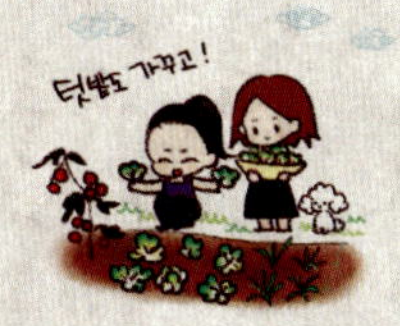

친구처럼 지내는 우리

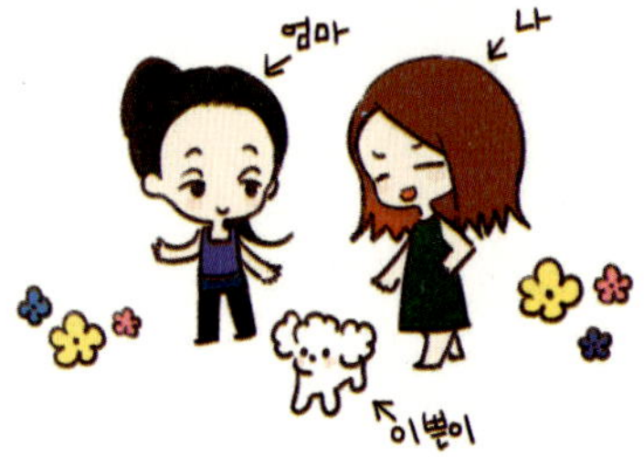

10년 전…

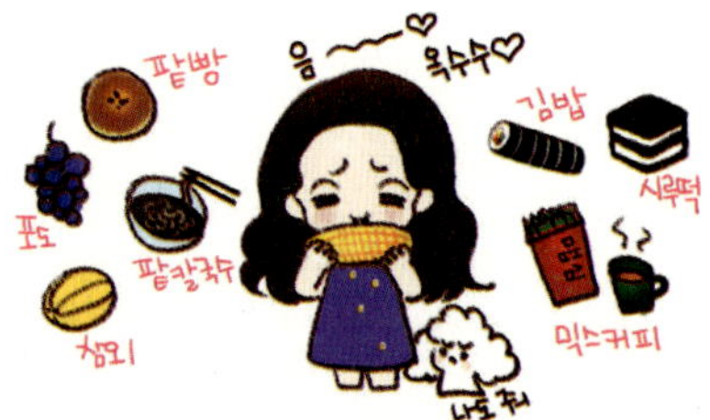

엄마는 먹는걸 좋아하는 댄스강사여서

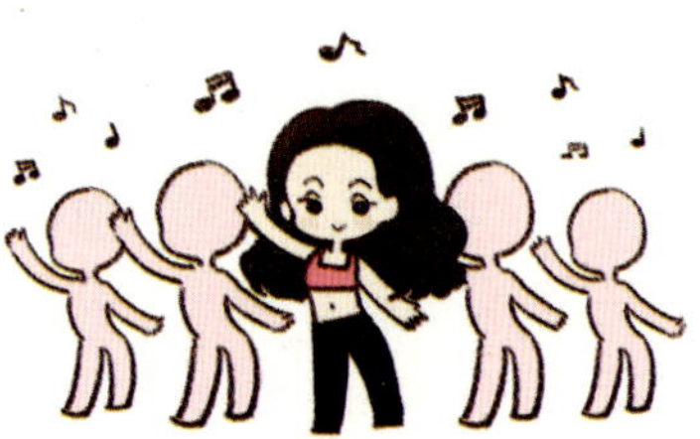

하루 3시간씩 춤을 췄지만
늘 통통한 댄서였고

나는 …

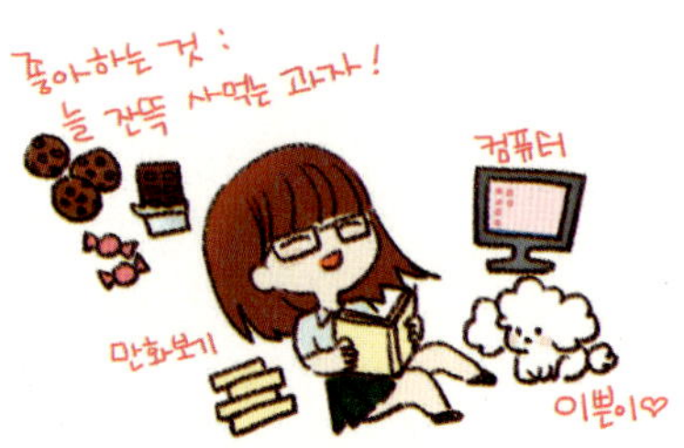

외모와 체육에는 관심 없었다

PART
1
트레이너가
이래서야 되겠니?

딸을 모델 몸매로!

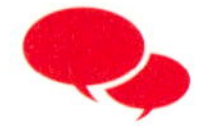

'문(文)의 힘은 무(武)의 힘보다 강하다'는 말이 있다.

나는 글쓰기, 시 쓰기를 좋아한 소녀였고 대학에서는 국문학을 전공했다. 책을 좋아해서 도서관에서 살다시피 했는데 그때 내가 읽은 책들은 나 자신의 내면을 깊이 들여다보는 철학이나 명상 서적류가 대부분이었다.

그랬던 내가 나의 비만을 계기로 체육인, 무(武)의 길로 들어선 지 어느덧 20년 정도가 흘렀다.

지금은 다시 전공을 살려서 좋아하는 글쓰기를 하고 있다. 그렇다고 내가 문무를 겸비했다고 하기에는 개인적인 성공이나 세상일에 너무 신경을 안 쓰고 나 자신의 존재에 대한 탐구에만 몰두한 시간이 많았다. 그래도 그 시간이 결국은 나에게 소중한 가치로 되돌아왔다.

나는 연애 끝에 철이 들기도 전인 스물다섯 살이라는 나이에 결혼했다. 키가 크고 얼굴이 잘생긴 남자랑 결혼했기 때문에 아기를 가졌을 때 막연히 아들보다는 딸이 참 예쁘겠다고 생각했다. 딸을 낳고 처음으로 대면한 순간 나는 직감했다. 나중에 키가 꽤 크고 예쁠 것 같으니 모델을 시키면 좋겠다고 말이다.

아기를 낳고 얼마 뒤, 나는 이혼해서 싱글맘으로 고달픈 삶을 살았다. 그럼에도 불구하고 딸아이를 키우면서 너무나 행복했다. 딸은 자라면서 키가 크고 예뻐서 모델을 하면 좋겠다는 말도 자주 들었다.

그러나 현실은 달랐다. 딸은 선천적인 아토피성 피부염을 앓았다. 아토피에 대한 나의 대처 방법은 그저 먹고 싶은 음식을 마음 편하게 먹게 하고 되도록 나쁜 음식은 먹이지 않으려고 노력한 것뿐이었다. 딸의 아토피는 주기적으로 아주 심한 상태가 되기도 했지만 딸도 나도 호들갑 떨지 않고 크게 생각하지 않았던 게 오히려 더 나빠지지 않게 해주었다고 생각한다.

아무튼 딸을 모델로 키워보고자 했던 나의 꿈은 아토피 때문에 일찌감치 포기해야 했다. 딸이 성인이 되면서 아토피는 자연스럽게 나아지기 시작했지만 그 상처는 옅어지긴 했어도 몸에 얼룩처럼 남게 되었다.

무엇보다도 딸은 연예계나 모델 같은 일에 관심이 없었고 만화를 그리면서 웹툰 작가가 되고 싶어 했다. 미술에 소질이 있다는 학교 선생님의 말씀도 있었다.

어쩌면 딸이 모델이나 트레이너가 되었으면 하는 바람은 엄마인 나의 바람일 뿐인지도 모른다. 그래도 나는 꾸준히 딸에게 말했다.

"네가 그리고 싶어 하는 그림을 그리면서 엄마가 이 일을 하고 있으니 이 일도 함께 하면 더 재미있을 거라고 생각해. 몸 관리와 건강 관리는 누구나 살아가면서 평생 해야 하는 일이니까 자격증을 하나 따서 함께 해 나가면서 그림도 그리면 좋지 않겠니?"

딸은 결국 나의 꼬임에 넘어가서 생활체육지도자 자격증시험에 도전하게 되었다. 실기 구술시험에 붙고 연수 과정을 거쳐서 필기시험까지 최종 합격했다.

시간이 흐를수록 딸은 몸 관리의 중요성을 깨닫고 더욱 아름다워지고 싶어 하더니 엄마와 함께 다이어트 스튜디오를 운영하고 싶은 마음이 생기기 시작했다. 이제 딸은 20대 중반에 접어들어서 통상적으로 패션모델을 시작할 나이는 지나버렸지만, 트레이너뿐 아니라 다양한 분야의 모델도 있으니 자신의 신체 장점을 잘 활용하면 일반 모델보다 더 나은 직업을 갖게 될 것이라고 기대한다.

그래도 딸은 여전히 만화나 일러스트를 그리고 싶어 한다. 원래 문학도였던 나도 앞으로 계속 글을 쓰면서 여러 장르의 책을 내고 싶다. 정말이지 우리 모녀는 모전여전인 것 같다.

매력적인 직업, 트레이너

사실 나는 춤에 매료되어서 체육 계열의 일을 시작하게 되었다. 체중 감량을 해 주는 개인 트레이너가 된 것은 나중의 일이다.

그러나 댄서였을 때도, 심지어는 댄스를 시작하기 전 체육하고는 거리가 먼 일반인이었을 때에도 나는 내 몸에 대해서 자유로울 수가 없었다. 몸은 현실이었다. 내가 어떤 일을 하든 어떤 삶을 살고 있든 내 몸의 상태에 대해 나 몰라라 할 수 없었다. 살이 찌면 괜스레 기분이 나빠지고 걱정이 되었다. 체중 문제는 항상 따라다니는, 나 자신에 대한 피할 수 없는 책임 같은 것이었다.

그런데 트레이너라는 직업은 나 자신을 먼저 관리해야 남을 돌볼 수 있다. 강제적으로 날씬해질 수밖에 없는 삶을 살게 된다는 점에 큰 매력이 있다.

어떤 때는 음식과 몸매에 신경 쓰지 않고 스트레스 없이 살고 싶다는 생각이 들기도 했었다. 생활이 많이 힘들었을 때였다. 몸을 만들기 위해 좋은 음식을 먹어야 하는 상황인데 생활비가 넉넉하지 못해서 정크 푸드 같은 음식으로 몸 관리를 해야 했으니 이 직업을 포기해야 하나 고민됐을 정도였다. 사람이 살다보면 내 의지와는 다르게 갑자기 힘든 상황이 들이닥칠 때가 왜 없겠는가.

지금 돌이켜 보면 그때의 힘들었던 경험이 이제는 어떤 상황에서도 몸을 만들 수 있는 노하우를 습득하게 해주었다. 상황이 어떻든 마음을 먹고 정신을 차리면 얼마든지 방법을 찾을 수 있다. 나는 이제 다이어트에서 가장 피하라고 말하는 정크 푸드로도 다이어트를 할 수 있을 정도가 되었으니 말이다.

물론 그때 먹었던 모든 음식이 라면이나 과자 같은 정크 푸드만은 아니었다. 값싸고 질 좋은 두부나 콩나물 같은 음식과 백미보다는 현미로 지은 밥으로 정크 푸드 비율을 최대한 줄여나가려고 노력했다.

이제 나는 내가 어떤 상황에 있던지 내가 원하고 좋아하는 몸을 가꾸고 건강을 유지하면서 살아갈 수 있게 되었다. 트레이너라는 직업이 좋은 이유는 평생 20대 같은 날씬한 몸을 만들고 가꾸며 어제보다 좀 더 좋아지는 즐거움을 누리며 자신에게 관심을 퍼부을 수 있다는 점이다.

자신에게 늘 관심을 가지면 날씬해질 뿐 아니라 병이 들어올 수가 없다. 이미 병이 있다 하더라도 관심을 받기 시작한 몸은 스스로 자기 정돈을 해 나가기 시작한다. 자신에 대한 관심과 사랑으로 몸은 더욱 활력이 생기고 젊어진다. 얼굴의 주름은 어쩔 수 없다 하더라도 몸은 20대의 몸을 유지하고 근육은 나이가 들어도 계속 성장하며 온 몸의 세포는 항상 새롭게 바뀐다. 몸의 가능성은 무한대인데, 지레 주눅 들어 나이 들어간다고 포기할 뿐이다. '이 나이에는 어쩔 수 없지!'라고 나이 드는 것을 받아들여 버린다.

50대뿐 아니라 70대인데도 화려한 비키니를 입고 피트니스 대회에 출전한 여자 선수들을 보면서, 나는 20대에 이미 나의 갈 길을 정한 것 같다. 그 멋지고 용감한 모습에 가슴이 뛰었다. 나이를 초월하는 인간의 무한한 가능성과 육체의 아름다움에 반했다. 나도 당시에는 댄스 강사를 하고 있었지만 그 일을 마친 후에도 인간의 육체를 아름답게 만드는 운동을 하면 영원히 젊은 육체를 가꿀 수 있을 것이라고 확신했다.

댄서인데 통통하다니

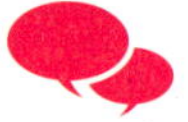

　내가 댄스에 소질이 있다는 사실을 발견했을 때 내 몸은 이미 비만으로 재즈나 발레를 전공할 수 없는 상태였다. 고등학교 2학년 당시에 나는 키 164cm에 체중 72kg이었다. 살을 빼고 무용학원에 다니며 본격적으로 레슨을 받고 대학 입시를 치르기에는 여고 2학년 후반기는 너무 늦은 시점이었다. 그렇다고 무용학과에 가지 못한다는 것에 대해 크게 상심하지도 않았다. 발레보다는 재즈나 대중적인 춤에 더 매료되었으니까.

내가 얼마나 춤을 사랑하는지는 국문학과를 졸업하면서 결혼을 하고 아이를 낳은 후에야 알게 되었다. 우여곡절 끝에 이혼하고 아이를 혼자 기르면서 인생의 전환점에 서 있었을 때였다.

'과연 앞으로 나는 어떻게 살 것인가?'

나는 이제부터라도 내가 가장 하고 싶은 것을 하면서 사는 삶을 선택하기로 했다. 당시 나이 29세. 그 나이에 나는 춤을 선택했고 댄서가 되기 위해 하나씩 준비해 나가기 시작했다.

우선 굳어진 몸을 펴기 위한 스트레칭을 배우려고 합기도와 무술의 기본을 연마했고 체육학 대학원에 입학해서 틈틈이 공부한 끝에 졸업했다. 동시에 지방에서 조그만 댄스스쿨을 열어 몸치인 일반인에게 실용적인 댄스를 가르쳐 주는 일을 시작했다.

지금 생각하면 참 힘든 길이었지만 당시에는 에너지가 넘쳤고 춤이 너무 좋아서 힘들어도 행복하기만 했다.

하지만 댄스 강사가 되니 나의 다이어트에 대한 괴로움은 더욱 증폭되었다. 나는 나의 비만을 스스로 해결해야 했다. 살을 빼고 몸을 관리해야 했다. 그 당시 안 해 본 다이어트가 없었을 것이다. 그래도 워낙에 먹성이 좋아서 내 몸은 언제나 비만을 겨우 면하고 아슬아슬하게 날씬한 상태를 유지했다. 갑자기 살이 조금 더 눈에 띄게 찌면 주말을 활용해서 굶는 일도 서슴지 않았다.

이 시기에 나는 우연히 육식을 하지 않게 되었고 가끔은 가금류와 생선과 달걀, 우유는 먹는 부분적인 채식을 하기 시작했다. 즐겨 먹었던 삼겹살이나 고기를 끊었기 때문에 다른 걸 조금 더 먹어도 생각보다 살이 찌지는 않았다.

그 당시 내가 했던 다이어트 방법은 지금의 다이어트의 정석이다 싶은 방법과 거의 비슷하다. 자연에서 난 통곡물과 고구마나 감자, 채소와 해조류, 버섯, 생선, 견과류, 과일 등의 질 좋은 음식을 마음껏 먹는 다이어트였다. 거기에 어떤 음식이든 먹고 싶으면 배고플 때만 조금씩 먹는 다이어트 방법을 혼용한 방식이었다.

그러다 보니 그 '어떤 음식'이 정크 푸드일 수도 있었고, 질 좋은 자연 음식은 '마음껏' 먹어도 된다는 기준이 합해지니 살이 더 찌지는 않아도 날씬해지기는 어려웠다. 이도저도 아닌 다이어트가 되어버렸다. 어떤 음식이든지 배고플 때 조금씩만 먹으면 살은 찌지 않을 것이다. 그러나 보통의 사람들이라면 식욕을 억제하기가 힘들다. 음식을 적게 먹더라도 음식의 질이 인스턴트나 정크 푸드처럼 형편없다면 건강에도 문제를 일으킨다.

수없이 다이어트를 시도해 보고 실패해 본 끝에 나는 답을 얻었다.

이제는 가장 확실하면서도 편한 다이어트란 어떤 방식이냐고 묻는다면 이렇게 대답하겠다.

"될 수 있으면 육식을 피하고 자연에서 난 질 좋은 음식으로, 무제한으로 먹는 것이 아니라 적당량 먹으면 된다."

통·통·놀·다 Point

- 현미를 비롯한 통곡물
- 고구마나 감자 같은 뿌리채소
- 잎채소와 과일
- 해조류
- 콩과 콩으로 만든 두부

※ 이와 같은 자연 음식을 적당량 섭취하면서 아주 가끔씩 좋아하는 음식이 무엇이든지 그날의 내가 정한 칼로리 내에서 먹는다. 물론 현미 채식이나 질 좋은 음식이라도 과식하지 않고 소량 섭취하는 방식이 가장 좋다.

이러한 질 좋은 음식은 GI(Glycemic Index, 섭취한 음식이 포도당으로 변환되는 속도를 반영하는 수치. 당지수)가 낮고, 에너지 밀도도 낮아서 불필요한 칼로리를 줄이고 동물성 지방도 줄일 수 있다. 화학첨가물과 밀가루와 백설탕, 소금과 나쁜 지방으로 범벅이 된 정크 푸드를 끊고 단순한 조리법으로 만들어 먹기 때문에 나트륨 섭취도 줄일 수 있다. 나쁜 음식을 통해 올 수 있는 당뇨와 고혈압, 심장질환을 피하고 이미 나빠진 몸까지 회복시킬 수가 있다.

GI 지수 표

GI가 높은 식품 (70↑)		GI가 보통인 식품 (55~69)		GI가 낮은 식품 (55↓)	
백설탕	109	카스텔라	69	메밀	54
바게트	93	보리밥	66	완두콩	48
쌀밥	92	파인애플	66	잡곡밥	45
식빵	91	파스타	65	돼지고기	46
초콜릿	90	호밀빵	64	닭고기	45
도넛	86	건포도	64	포도	46
벌꿀	88	햄버거	61	두부	42
떡	85	아이스크림	61	낙지	40
감자	90	치즈피자	60	고등어	40
우동	85	냉동만두	60	오징어	40
딸기잼	82	밤	60	사과	36
찹쌀	80	패스추리	59	귤	33
당근	80	머핀	59	가공치즈	31
쿠키	77	오렌지 주스	57	토마토	30
옥수수	75	고구마	55	딸기	29
라면	73	바나나	55	송이버섯	29
팝콘	72	현미	55	양배추	26
수박	72			우유	25
				호두	18
				미역	16
				땅콩	14
				저지방 요거트	14

딸을 홈스쿨링으로 교육하다

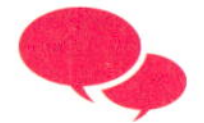

나는 결혼해서 아이를 낳고, 남편과 성격과 삶의 방향이 다른 데에서 오는 불행한 결혼 생활과 더불어 극심한 생활고를 겪었다. 그 후폭풍은 혼자서 딸을 키우면서 15년 넘게 지속되었다. 그때 나는 돈이 없어도 정말로 내가 하고 싶은 일을 하면서 인생을 살기로 결심하고 진로를 체육 쪽으로 바꾸었다.

나는 어려서부터 공부하는 걸 좋아했다. 성적이 썩 좋은 편은 아니었지만 원하는 국문학과에 진학했고 다니고 싶었던 체육학 대학원도 졸업했다.

그러나 딸은 자유롭게 공부하기를 원해, 열다섯 살 때부터 집에서 홈스쿨을 하기 시작했다. 물론 나도 엄마로서 처음에는 말도 안 된다며 허락하지 않았다. 우리나라가 얼마나 심각한 학력 위주 사회인지 왜 모르겠는가. 하지만 딸의 설득과 그 즈음의 내 가치관이 변하고 있었기 때문에 흔쾌히 허락하고 지원해주었다.

그렇다고 딸에 대한 지원이 특별한 것도 아니었다. 내가 재산이 많다거나 시간이 많은 게 아니어서 해외유학을 보낸다거나 함께 세계 여행을 다닌다거나 그런 화려한 지원은 엄두도 못 냈다.

딸에 대한 지원이라곤 단지 딸을 믿어 주는 것뿐이었다.

딸은 현재 20대 중반을 지나고 있다. 이제는 자신이 얼마나 용감한 일을 했는지 알아가면서 스스로 이 일을 정돈해 나가기 시작했다. 딸은 하고 싶은 일을 하면서 시간을 여유롭게 가지며 자신의 존재에 대해서 탐구하고 책임을 져 나갈 것이다. 반드시 뭔가를 전공하고 그와 관련된 직업을 가지고 발전해 나가는 것만이 삶에서 가장 중요한 일도, 유일한 방법도 아니기 때문이다. 삶에서 가장 중요한 것은 그 삶을 살아가는 당사자인, 삶의 주인마다 다를 것이다.

사소한 일일지라도 자신의 일에 온갖 애정을 쏟고 살뜰하게 꾸며 나가면 된다. 나는 누구와 비교할 대상이 아니라 '나'라는 존재 하나만으로 유일하다. 오로지 나만이 할 수 있는 일이 있을 것이고 그 일과 사랑에 빠지듯 해나가면 될 것이다. 그리고 그 과정에서 내가 어떤 일을 하면 가슴이 뛰는지 알아가면 된다.

우리 모녀는 경제적으로는 힘들었어도 집에서 뭔가에 몰두할 수 있는 시간들은 충분했다. 그림을 그리는 시간과 강아지와 함께 있어주는 시간⋯⋯. 내가 레슨을 하러 가면 딸은 집에서 청소하거나 빨래와 같은 일을 해 주었고 쿠키를 굽거나 반찬을 만들기도 했다.

그림을 그리는 컴퓨터는 최신은 아닐지언정 망가지지는 않아야 하는데 우리 집 컴퓨터는 오래되고 낡아서 고장이 잘 났다. 그럼에도 딸은 책 한 권의 일러스트를 마쳤고 지금은 두 번째 작업을 시도하고 있다.

시간이 지나면 딸은 생각이 바뀌어서 살이 찌지 않는 유기농 쿠키를 굽는 카페를 하겠다거나 배우고 싶은 일이 생겨서 외국으로 유학을 가겠다고 할지도 모른다. 또는 뒤늦게 세계 여행을 해야겠다고 선언할지도 모르고 강아지를 전문적으로 돌보고 싶다고 말할지도 모른다. 어쩌면 엄마 맘에 들지 않는 일을 해보려고 할지도 모른다. 세상의 모든 어머니처럼 나 역시 자식이 원한다니 썩 내키지는 않아도 인정해 주고 속으로 응원하게 될 것이다.

어떤 일을 하든지 돈이 주인이 되지 않고 자신의 열정과 일에 대한 사랑이 주인이 되면 자연스럽게 돈은 따라올 것이고 풍요로운 삶을 살게 되리라고 믿는다. 그런 마음이 있다면 자기 일에 대해서 끊임없이 배우려 할 것이고, 그 일이 아주 보잘것없다 하더라도 결국에는 어마어마한 창조적인 것들을 쏟아낼 것이다.

나는 진정한 교육의 힘을 믿는다.

어느 학교를 나왔다는 교육이 아니라 자신이 무엇을 좋아하고 무엇을 하길 원하는지, 그리고 그것을 위해 어떻게 공부하고 있는지가 중요하다고 생각한다. 이것이야말로 한 사람이 행복하게 살아가기 위한 실존적인 교육이라고 생각한다.

딸은 이번에는 이 책의 모델이 되어주기로 했다.

나중에는 트레이너로서 모델로서 살지, 아니면 그림이 더 좋을지 또는 빵을 직접 만들거나 강아지를 돌보며 살지, 결혼해서 남편과 친구처럼 살지, 그냥 이대로 지금처럼 살지…… 그건 미래의 그녀밖에 모를 것이다.

딸이 앞으로 어떤 삶을 살든 나는 그때도 지금처럼 딸을 사랑할 것이다. 딸은 그때도 지금처럼 만족하며 행복할 것이다.

"단비야! 사랑해! 고마워!"

지독한 다이어트의 늪에서 빠져나오기

　내가 20대 후반이나 30대 초반 즈음에 댄스스쿨 원장 겸 댄스 강사를 하면서 자주 들었던 말은 "선생님! 몸매 참 예뻐요!" 라는 말이었다.

　그때 그렇게 좋게 이야기해 준 수강생들에게 고마운 마음이지만 내 몸매는 나 자신이 잘 판단하고 있었다. 나는 댄서라고 말하기엔 언제나 약간 통통했다. 그것이 늘 부담스러워 좌절하기도 했다.

　지금은 그 시절이 다시 온다면 그런 점들을 오히려 즐기고 그때처럼 고민하지는 않을 것 같다. 오히려 감사하고 행복해할 것 같다.

지금 이 순간도 먼 미래에서 보면 분명히 소중하고 다시는 돌아가지 못할 애틋한 추억이 될 것이다. 시간이란 어떤 관점에서는 과거와 현재와 미래가 하나라고 한다. 시간을 있게 한 '나 자신'이라는 존재의 입장에서는 그럴 수도 있겠다는 생각이 든다. 시간마저도 나 자신이 있으므로 존재한다는 이론은 흥미롭다. 이 말은 반대로 나 자신은 시간에 구애되지 않는 존재라는 뜻이다. 사람들이 그토록 아등바등하게, 그토록 조급하게 사는 이유가 제한된 시간 때문이기도 하다. 그러니 나에게 시간이 무제한으로 펼쳐져 있다고 생각해 보면 삶에 대한 시각이 달라진다.

젊은 여성들은 거의 모두가 패션모델처럼 마른 몸을 동경한다. 남자친구조차도 약간만 통통해져도 살찐 거 아니냐며 놀린다. 우리나라는 특히 더 심한 것 같다. 가끔 나보다 야윈 분들이 살을 빼야겠다며 개인 레슨을 신청할 땐 나는 어떻게 해야 할지 당황스럽다.

나중에 솔직하게 이야기를 해 보면 특별히 살이 찐 건 아니지만 신체의 어느 한 부분이 마음에 들지 않아서 살을 조금 더 빼면 나아질 거라는 생각에 무조건 살을 더 빼고 싶었다고 한다.

하지만 그럴수록 음식과 멀어지고 근육이 약해져서 몸은 탄력을 잃고 몸의 전체적인 라인이 흐려지고 만다.

너무 말라도 문제고 너무 통통해도 문제가 된다. 현재의 자신에게 만족해하는 사람을 본 적이 없다. 남들이 날씬하다고 부러워해도 자신은 뺄 살이 있다 하고, 몸매가 약간은 통통해서 육감적이라 아주 예쁘다고 해도 자신은 살이 쪘다고 생각한다.

체중 관리는 연예인뿐만 아니라 일반인에게도 벗어 버리기 쉽지 않은 짐이다. 운동선수와 댄서 및 모델들은 더 말할 것도 없다.

중요한 건 자신을 살리는 건강한 식단과 운동 방식으로 날씬한 몸을 갖게 되었냐는 것이다.

왜 그동안 마치 목숨이라도 걸듯이 다이어트를 했음에도 몸은 항상 그대로일까?

어째서 빠졌다가도 다시 찌는 고무줄 몸매가 되었을까?

나도 항상 다이어트를 하는데 왜 저 비키니 입은 날씬한 모델처럼 되지 못할까?

이 프로젝트에서는 이러한 의문들을 해소하고 가장 손쉽게 날씬한 몸을 유지할 수 있는 방법을 알아본다. 지금보다 날씬하려면 어떤 식습관을 가져야 하는지, 마음은 어떠해야 하는지 실제로 실행해 보기로 하자!

그런 다음, 평생 고무줄처럼 쪘다가 빠졌다가 다시 찌기를 반복하는 몸을 바로 잡아 원하는 체중을 평생 유지할 수 있게 하자!

그리하여 이러한 지독한 다이어트의 늪에서 빠져나오는 것! 그것이 이 책의 목표다.

나 개인적으로는 나와 딸이 직접 참여한 프로그램이므로 트레이너로서 스스로 업그레이드된다는 이점과 이러한 경험을 통해 습득한 노하우로 좀 더 쉽게 지도할 수 있게 된다는 이점도 얻을 수 있다.

이번 프로젝트는 실제 진행 상황을 기록했기 때문에 계획한 식단이나 운동을 지키지 못했을 때의 실수까지도 포함하고 있다. 실수를 통해 그럴 때는 어떻게 해야 하는지를 배우게 될 것이다.

누구나 이상적인 다이어트 법은 잘 알고 있지만 항상 지키지는 못한다. 그럴 때 어떻게 하면 좋을지, 어떤 마음으로 진행하면 되는지 그 과정을 보면서 '나도 할 수 있다!'는 자신감을 갖게 되길 바란다.

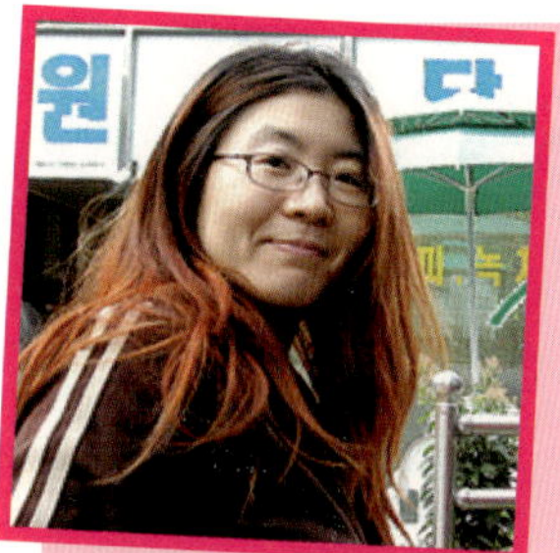

◀ 댄서였는데도 통통했던
나의 30대 시절

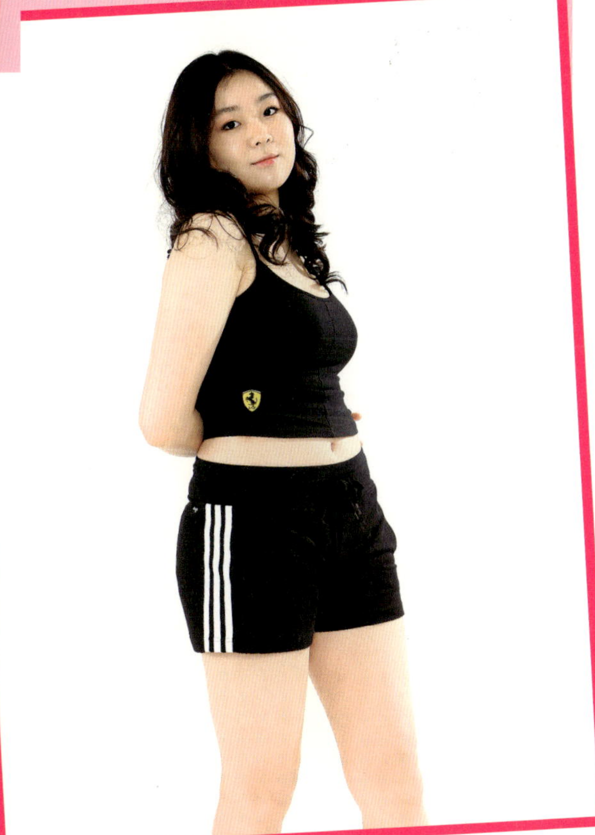

▶ 통·통·놀·다 프로젝트
시작 전 딸 단비의 모습

날씬한 모델

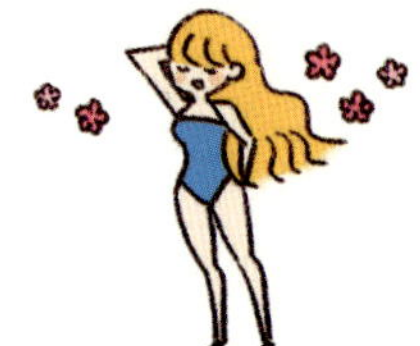

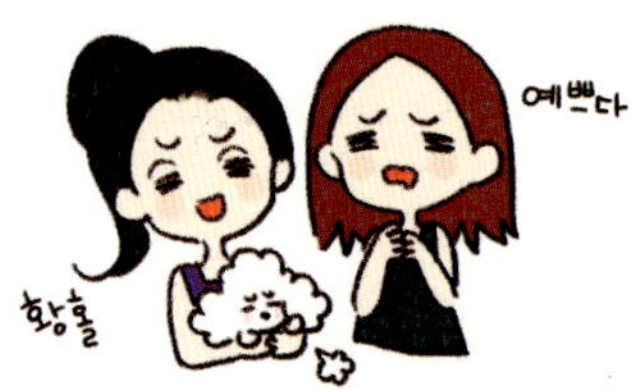

나도 저렇게 되고 싶지만

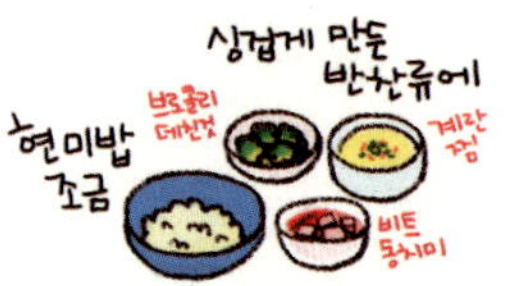

상큼하게 만든
반찬류에

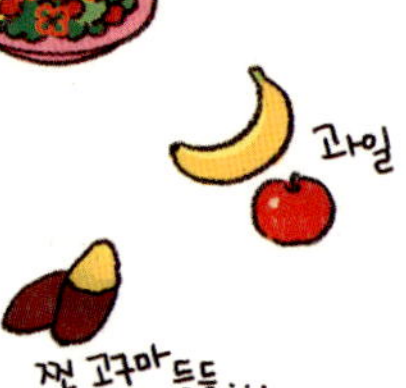

또는 저칼로리 드레싱
샐러드

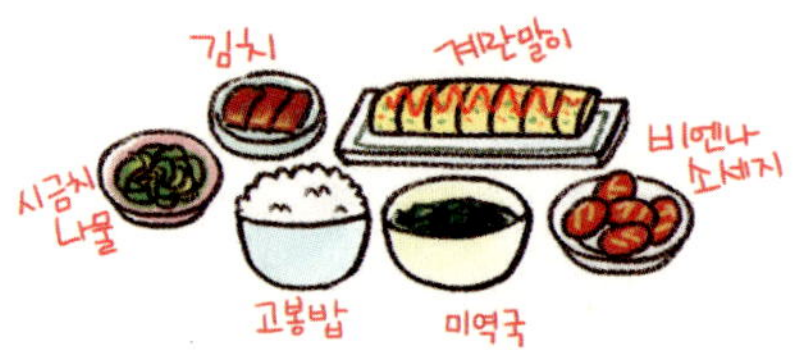

다이어트 전
우리의 식사

등을 먹고

후식까지!

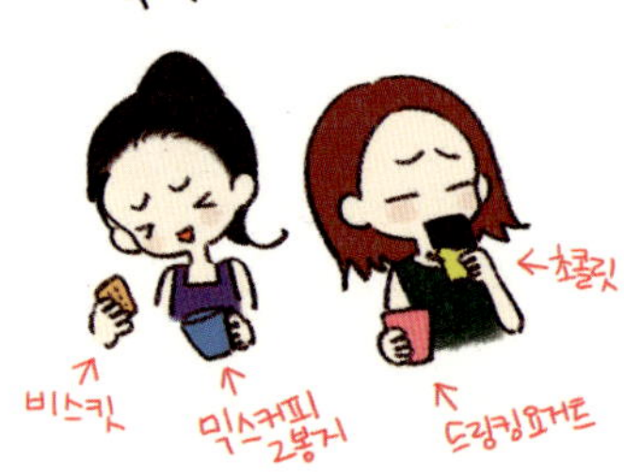

PART 2

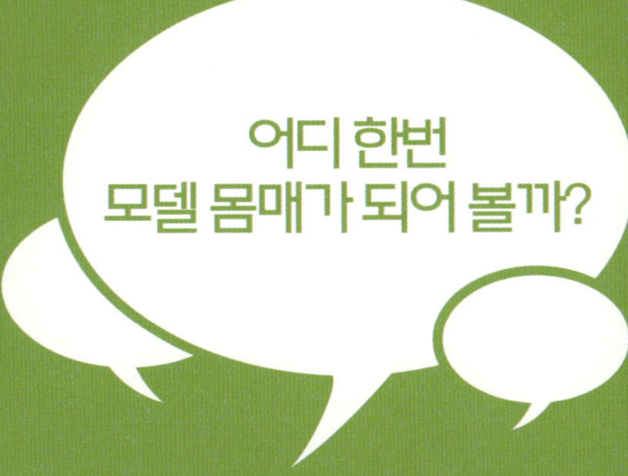

평범한 트레이닝으로
살 뺀 사람 있으면 손!

올바른 식습관을 가지면 살은 당연히 빠진다.

자연에서 난 질 좋은 음식을 하루 세끼 먹고 질 좋은 채소나 과일을 간식 삼아 두 번 정도 먹으면 배고프지 않게 살이 빠진다.

그러나 이러한 당연한 일은 절대로 일상에서 쉽게 일어나지 않는다.

구민 회관이나 헬스클럽 GX프로그램으로 몸이 완전히 달라졌다는 이야기도 잘 듣지 못한다. 지방 흡입이나 수술요법으로 몸이 하루 만에 몰라보게 달라졌다는 말도 못 들어봤다. 왜냐면 그럴 수 없기 때문이다.

오히려 정반대다.

예전과는 다른 엄청난 분량의 운동과 절식과 하루에 두 끼에서 한 끼를 먹는 방식으로 살을 뺐다는 말은 주위에서 또는 TV에서 쉽게 듣는다.

그렇게 살을 뺀 사람들은 하나같이 마치 무협지의 주인공처럼 힘들었던 과정을 토로한다. 체중을 많이 뺐을수록 청중은 무용담을 듣는 것처럼 흥미로워한다. 병을 치료하는 것보다 어려운 것이 체중 감량이라고 하니 그럴 만도 하지만, 본래 체중 감량은 그렇게 어렵게 하는 것이 아니다.

만약 어떤 사람이 병에 걸려서 수술이라도 해야 할 상황이라 치자. 누구나 가장 잘 고치는 병원에서 가장 실력 있는 의사가 수술을 해줘서 병이 낫기를 바랄 것이다. 의사는 보통 이 사람이 병에 걸린 원인에 대해서까지는 잘 알려고 하지 않는다. 원인을 정확하게 알 수 없다고 말한다. 그렇게 해서 병이 나으면 천만다행이다. 의사도 자신의 할 일을 했을 뿐이다.

그런데 환자가 조금만 자기 자신에게 관심을 가졌다면 평소의 사소한 식습관 하나하나가 쌓여서 병을 키우게 된 것을 알게 될 것이다. 그러면 사력을 다해 식습관을 바꾸려 할 것이다.

지금 이 환자처럼 머지않아 이런 날을 맞이할 사람들은 많다. 그렇다면 병에 걸리기 전에 미리 사소한 식습관 하나하나를 고쳐나가는 편이 훨씬 좋지 않을까. 평범하고 쉬운 방식으로 식습관을 조절하면 병도 미리 예방하고 살도 뺄 수 있다. 마치 영웅담을 늘어놓는 것처럼 사연이 많을수록 좋은 것이 아니다. 평범하고 쉬운 방법으로 살을 빼야 오래, 옳게 갈 수 있다.

"몸을 아름답게 만드는 데 엄청난 운동이 꼭 필요한 것이 아니다. 적당한 운동은 필요하지만 식단을 더 잘 지켜야 훨씬 효율적이다."

전 세계의 다이어트 최신 책들은 일제히 이렇게 이야기한다.

퍼스널 트레이닝을 받는다면 좀 더 효율적이고 편해야 한다.

하지만 사람들은 퍼스널 트레이닝에 내는 돈은 많은데, 일주일에 한두 번 운동을 하기 때문에 운동 분량도 적고 식사도 많이 하는 것 같아서 돈이 아깝다고 이야기할 수도 있다. 가장 좋은 방법은 자신이 알아서 돈 한 푼 안 들이고 좋은 식사와 적은 운동으로 원하는 체중 감량에 성공하면 된다.

문제는 원하는 체중 감량은 하고 싶지만 몇 년 넘게 하지 못하고 있으면서도 결코 이런 중요한 곳에는 돈을 들이지 않겠다는 것이다.

좋은 의사는 병을 키우기 전에 미리 예방할 수 있도록 조언해 주는 사람이다.

진정한 트레이너 역시 비만이 되기 전에 살이 찌지 않도록 조언해 주는 사람이다.

그러나 사람이란, 바빠서 조언대로 할 수 없거나 정보가 없어서 병을 키우거나 비만이 된다.

이럴 때 양심 있는 의사는 다른 의사와는 다르게 양심적으로 병을 고치기 시작할 것이다. 약과 주사를 바로 처방해 주기보다는 식습관을 들어보고 식습관 먼저 고쳐보라고 할 것이다. 2주만 의사의 처방대로 식습관을 바꾸어 식사를 해도 피가 맑아지고 몸의 변화가 바로 오게 될 것이다. 약으로는 당장 할 수 없는 일이다. 식습관 때문에 병이 왔는데 약으로 과연 얼마나 고칠 수 있겠는가? 오히려 약을 흡수하는 과정에서 간 등의 장기에 무리한 영향을 끼칠 수도 있다.

진정한 트레이너는 군기만 잡으며 무리한 운동을 시키지 않고 할 수 있는 범위 내에서 최대한 편하게 운동을 시키고, 지킬 수 있는 현실적인 식단부터 시작하게 할 것이다.

살이 찌지 않고 병에 걸리지 않고 평생 살 수 있는 방법을 알려 주는 게 트레이너와 의사의 일이다. 그리고 이 일은 생각보다 간단하고 쉽다. 어렵고 힘든 수술을 잘하는

것도 중요하지만 미리 병에 걸리지 않아 수술을 피할 수 있도록 해 주는 일도 의사가

할 일이다. 요즘은 전 세계적으로 이러한 양심 있는 의사들이 자신의 웹사이트를 통해

많이 활동하고 있다.

살 빼는 것은 쉬운 일이다. 평범한 트레이닝으로 쉽게 살을 빼야 옳다. 어려운 것은 왕도가 아니다.
체중 감량을 충분히 쉽게 할 수 있도록 알려 주는 것이 트레이너가 할 일이다. 마치 양심 있는 의사가 병에 걸리지 않도록 병의 원인을 미리 알아내고 예방하도록 강연을 하고 캠페인을 하고 정보를 주는 것처럼 말이다.

마음을 먹는 순간
살은 빠진다

육식보다 채식이 훨씬 몸에 좋다는 사실은 대부분 인정할 것이다.

자연에서 난 전분질 음식과 채소와 과일이 인스턴트나 가공식품보다 훨씬 좋다는 것도 누구나 인정한다. 될 수 있으면 채식이나 생채식 또는 하루에 소량으로 두 번에서 세 번에 나눠 먹는 소식이 더 좋다는 것도 분명히 인정할 것이다. 그렇게 먹으면 당연히 살을 뺄 수 있다는 사실도 알고 있다.

그런데 왜 당신은 지금 시작하지 않는가?

왜 항상 체중은 그대로이며, 오히려 더 찌는 쪽으로 가속도가 붙고 있는 걸까?

어렵게 말할 것 없이, 당신은 아직 그렇게 하려고 결정하지 않았으며 미루고 있기 때문이다.

왜 미루고 있을까?

그냥 지금이 편하거나 식생활을 바꾸려면 시간이 필요하다고 생각하거나 비용이 많이 든다고 생각하기 때문이다.

엄밀히 이야기하면 바꾸려는 의지가 부족하기 때문이다.

아직은, 당신이 체중 감량을 해서 건강해져야겠다는 분명한 결정이 없는 상태다.

어떤 매너 좋고 능력 있는 멋진 남성이 아름다운 여성과 결혼해서 잘 살아가고 있었다. 그는 결혼 전부터 말랐기 때문에 특별히 식사에 신경을 쓰지 않아도 될 정도였다.

그러나 결혼 후 사정이 달라졌다.

회사 생활은 스트레스가 많았고 간식으로 과자나 빵 같은 결혼 전에는 먹지 않았던 음식을 즐기게 되었다. 알다시피 과자 한 봉지는 거의 밥 두 공기 이상의 칼로리를 내고, 기름과 설탕과 소금에 범벅이 되어 각종 화학첨가물이 들어 있다. 날씬했던 남성은 배가 나오기 시작했다.

어떤 여성은 이 남성과는 정반대의 상황에 있었다.

아이를 낳고 몸의 근육을 많이 잃어서 몸의 탄력이 사라져 가기 시작했다. 그녀는 산후 조리 후 곧바로 몸 관리에 들어갔다. 남이 봤을 때는 체중이 정상이었지만 부분적으로 몸을 만들고 싶어 했다. 그녀는 꾸준히 운동하고 식단 관리를 해서 근육을 잃지 않고 체지방을 감량해 몸의 라인을 더 완벽하게 만들었다.

어쩌면 지금 당신에게는, 당신의 몸보다 더 중요한 관심사가 있거나 스트레스가 있어서 다이어트 하라는 주위의 어떤 말도 귀에 들어오지 않을지 모른다.

중요한 건 당사자가 느껴야 한다는 점이다. 아무리 남이 보기에 지금 정말 위험한 상황이라고 해도 본인이 인식하지 못하고, 본인이 결정하지 못하면 다이어트는 시작되지 않는다.

더 무서운 건 본인이 다이어트를 하려고 결정은 했으나 하는 척 자신을 속이는 경우다. 다이어트는 현재의 안락한 자신의 생활을 깨는, 먹지도 못하고 지독할 정도로 운동해야 된다는 고정 관념을 가지고 있기 때문이다.

통·통·놀·다 Point

다이어트에서 가장 중요한 것은 다이어트는 쉬운 일이고 식습관을 바꿀 때 더 편하게 할 수 있음을 이해하는 것이다. 그다음에는 바꿔보려고 결정하면 된다. 마지막으로 다이어트에 대한 모든 고민을 털어버리고 바꾼 식단으로 행복하게 식사를 한다.
시간이 지나면 당신은 놀랍도록 아름답고 건강해질 것이다.

단, 당신이 결정하고 시작했을 때의 일이다.

다이어트에 대한 과학적인 상식 없이, 엽기적이고 이상한 다이어트 방식을 고집한다면 이 역시 성공하기 어렵다. 그런 방법을 지속하려면 초인적인 인내심이 필요하고 간신히 성공하더라도 요요를 동반할 수밖에 없다.

그러나 이제는, 맛있게 잘 먹으면서 적당한 운동으로 건강하게 살을 뺄 수 있다.

자연스럽고 좋은 음식을 생각보다 많은 분량을 먹어도 되기 때문에 음식을 못 먹는다는 스트레스가 없다. 오히려 오늘은 무엇을 어떻게 맛있게 먹을까 궁리하게 되어 즐겁다.

그러나 분명히 포기할 것은 포기했다.

예전에 자주 먹었던 편의점 음식이나 분식을 끊은 지 오래되었고 과자 대신에 채소와 과일로 간식을 대신한다. 아이스크림은 이제는 그 맛이 너무나 진하고 인공적으로 느껴진다. 과자는 생각도 안 한다. 한 번 먹어볼까 하다가, 과자 한 입에 채소 샐러드 한 접시와 바꿀 수 있어서 칼로리가 아깝다는 생각에 그냥 버려 버렸다.

40대가 넘어가고 50대에 가까워져도 혹은 그 이상이어도 젊음은 내가 가꾸기 나름이며 가꾸는 과정 자체가 즐겁다. 내가 나를 건강하게 가꾸면서 사랑하기 때문에 나와 연결된 가족과 회사와 친구들에게도 긍정적인 영향을 준다. 병원에 돈 쓸 일도 없어서 더더욱 좋다. 평소에 내 몸에 관심을 갖는 것 자체가 병을 미리 예방하는 일이다.

이제 당신은 어떻게 할 것인가?

날씬한 몸은
식생활에서 결판난다

다이어트에서 가장 중요한 것은 마음이 100%, 식사가 90%, 운동이 10%라고 할 수 있다.

다이어트를 하려고 마음먹은 사람이 곧 행동으로 실천하기 때문이다.

그렇다면 다이어트를 결정했을 때 식단은 어떻게 해야 가장 좋을까?

입맛과 식생활은 개인마다 나라마다 환경마다 다르고 바로 이런 점 때문에 다이어트가 어렵기도 하다.

당신의 현재 식생활 자체가 살이 찔 수밖에 없는 방식으로 이루어져 있다면, 식사법을 바꾸어야 한다. 비만의 책임은 다른 누구에게도 아닌 당신의 식사법에 있다.

지금부터 체형별 식단을 간략하게 정리해 보기로 한다. 개인마다 차이가 있고 절대적일 수는 없지만 보통은 아래와 같다.

체형별 식단

	주 메뉴	한 끼 분량	하루 식사량
초고도 비만	가공식품과 인스턴트 같은 정크 푸드 위주의 음식과 배달 음식, 야식을 즐겨 먹는다.	일반 성인의 한 끼 분량의 2~3배 이상이다.	하루 3끼에 3회 이상의 고칼로리 간식과 음료를 먹고 거의 매일 야식을 먹는 습관이 있다.
고도 비만	가공식품과 인스턴트 같은 정크 푸드 위주의 음식과 배달 음식, 야식을 즐겨 먹는다.	일반 성인의 1끼~2끼 정도 먹는다.	하루 3끼를 먹고 3회 이상의 고칼로리 간식과 음료를 먹고 주 2~3회 야식을 먹는다.
비만	한식 같은 좋은 음식과 정크 푸드를 거의 같은 비율로 먹는다.	일반 성인의 한 끼 분량이나 조금 더 먹는 습관이 있다.	하루 2끼에서 3끼를 먹고 2~3회 간식을 먹는다. 주 1회 정도 야식을 한다.
과체중	좋은 음식과 정크 푸드를 가리지 않고 먹지만 분량에 신경을 쓰는 편이다.	일반 성인의 1끼 정도 또는 조금 덜 먹는다.	하루 2끼에서 3끼를 먹고 1~2회 간식을 먹는다. 주 1~2회 정도 외식은 하지만 야식은 절제하는 편이다.
정상 체중	메뉴 상관없이 먹는 편이다.	일반 성인의 한 끼 분량의 절반이나 ⅔ 정도를 먹는다.	식사는 하루 2끼~3끼 정도 먹고, 간식은 특별히 먹지 않거나 1회 정도 먹는다. 야식은 하지 않는 편이지만 먹을 땐 한 조각 정도로 맛만 조금 본다.

마른 체중은 두 부류로 나뉜다.

	주 메뉴	한 끼 분량	하루 식사량
마른체중 A (좋은식사를 하는 그룹)	저칼로리 채소와 과일, 통곡물 위주의 자연의 재료에 한한다.	일반식의 절반에서 ⅔ 정도 분량에 간단하고 담백한 샐러드나 나물 등 단순한 반찬을 먹고 거의 채식 위주다.	성인의 한 끼의 ⅓ 분량을 하루에 2끼에서 3끼 먹고 간식은 채소나 드레싱을 하지 않은 샐러드와 과일 2종류 이하로 1~2개 분량 정도 먹는다.
마른체중 B (메뉴에 상관하지 않는 그룹)	자신이 좋아하는 음식 중에서 골라서 메뉴 상관없이 아주 조금만 먹는다.	식사 분량에 신경을 많이 써서 칼로리가 높든 낮든 아주 조금씩만 먹는다.	성인의 한 끼 분량의 ⅓ 정도 분량을 하루에 2끼 정도 먹는다. 간식은 잘 안 먹는 편이다. 야식도 하지 않는다.

그렇다면 여기에서 다이어트에는 어떤 방식이 가장 좋을까? 우선 A타입과 B타입으로 정리해 볼 수 있다.

다이어트 식사법 A타입 (프리스타일)

– 식사에 어떤 원칙도 없지만 날씬한 사람의 식사법 –

드러나는 원칙은 없지만 어떤 음식이든지 먹고 싶은 음식으로 아주 조금씩만 먹는 습관이 자기도 모르게 몸에 배어 있는 사람들이다. 심지어는 정크 푸드도 잘 먹는다. 그렇기 때문에 음식을 많이 먹는 습관이 배어 있는 사람이 이 식사법으로 다이어트를 하면 힘들 수 있다. 그러나 몸이 다이어트로 완성된 상태라면 가끔 채식과 생채식을 하면서 혼용해 보면 괜찮을 방식이다. 단, 정크 푸드의 비율을 낮추려고 노력하는 것이 좋다.

채식과 생채식을 하는 사람들의 식사 분량은 비교적 자유롭고 약간 많아도 안정적인 식사 방식이어서 고도 비만이나 다이어트를 처음으로 시도하는 사람에게도 적합하다. 가끔만 육식을 허용하면, 완벽한 채식을 하지 않는 사람이라도 충분히 따라 할 수 있기 때문이다.

그렇지만 이런 방식도 무조건 많은 분량을 먹지 않고 하루 분량의 음식과 한 끼 식사 분량을 잘 지키면 훨씬 빠르고 성공적으로 체중을 감량할 수 있다. 완벽한 채식은 하루의 전체 섭취 칼로리 분량이 적어서 오히려 너무 빠른 감량이 일어날 수 있으므로 개인의 필요에 따라 분량을 조절하는 것이 좋다.

다이어트가 급하거나 평생 건강하게 살찌지 않게 살면서, 체중에 신경 쓰고 싶지 않은 사람들에게라면 당연히 마지막 방식인 다이어트 식사법 B타입을 추천하고 싶다.

탄수화물은 억울해

어떤 음식에는 한 가지 성분만 들어 있는 것이 아니다. 단백질과 탄수화물과 지방과 식이 섬유와 비타민과 무기질, 수분 등이 함께 있다. 여기에서 가장 주된 성분을 포함한 음식을 대표적으로 일컬어 탄수화물 식품, 단백질 식품, 지방 식품 등으로 나눈다.

탄수화물을 줄이고 단백질 위주로 식사해야 한다는 것은 다이어트에서 거의 정설로 통한다.

그러나 탄수화물은 뇌의 에너지원이다. 뇌는 탄수화물만 에너지로 쓴다. 뇌가 필요로 하는 탄수화물을 공급해 주었을 때 체력이 떨어지지 않고 다이어트를 지속할 에너지가 충전된다. 또한 탄수화물은 포만감을 주어서 심신을 안정시키고 우울증도 줄여줄 수 있다. 탄수화물을 배제한 단백질로만 식사하게 되면, 뇌의 활동에 쓰이는 열량이 부족해서 포만감과 충족감이 줄어들어 끊임없이 허기지게 되고 더 음식을 찾게 된다. 극단적인 탄수화물 부족 현상은 체내 단백질을 에너지원으로 쓰게 되어 근육 손실로 이어진다. 다이어트 악순환이 진행되는 것이다.

탄수화물이 없이는 뇌의 에너지가 부족해서 오히려 체중 감량이 어려운데도 불구하고 극단적으로 줄이라고 하는 것은 탄수화물에 대한 오해에서 비롯되었다.

이처럼 탄수화물은 우리가 하루를 살아가는 에너지원이 되고, 단백질은 몸을 구성하는 성분이 주가 되는데 왜 우리는 지금까지 단백질 위주의 식사로 다이어트를 했을까?

그건 탄수화물에 대한 이해가 올바르지 않기 때문이다. 탄수화물이라 하면 공장에서 생산된 빵이나 과자 같은 걸 떠올리는데, 이는 흡수가 빠른 정제된 밀가루에 지방과 설탕과 소금이 추가되어 탄수화물이라기보다는 지방질에 가깝다. 결국 지방질을 줄이라는 것이지 진짜 탄수화물을 줄이라는 뜻이 아니다.

이것이 탄수화물에 대한 두 번째 오해다.

과자와 라면 등 공장에서 제조된 음식은 정제된 곡물에 지방과 여러 가지 첨가물이 추가되어 영양분은 거의 없는, 진짜 탄수화물이라고 할 수 없다.

이 두 가지 오해만 풀어도 올바른 식단 계획을 세울 수 있게 된다.

탄수화물은 당질 또는 당이라고도 하며, 크게 단순당질과 복합당질로 분류할 수 있다. 단순당질은 포도당, 과당 등 단당류와 설탕, 엿당(맥아당) 등의 다당류로 나뉘며, 복합당질은 감자, 고구마, 곡물 등에 많은 전분이 대표적이다. 소화가 느린 통곡물 등의 복합탄수화물은 과일이나 꿀 같은 단당류에 비해 당을 급격히 올리지 않고, 인슐린 분비를 줄여서 체지방으로 쌓일 위험을 낮춰준다.

과도한 단백질 식사는 신장과 간장에 피로를 주고, 단백질의 대사 과정에서 요소와 질소와 암모니아를 내뿜기 때문에 몸에서 냄새가 심하게 나기도 한다. 즉, 과도하게 단백질을 섭취할 경우 심장 질환, 신장 질환, 골다공증, 대장암 등이 발생할 위험이 있다. WHO는 1일 단백질 권장량으로 체중 1kg당 1g을 제시하고 있으나 대장암 환자의 급증으로 0.5g으로 하향 조정하였다. 반면에 질 좋은 탄수화물을 섭취하면 동물성 단백질을 과다하게 섭취하면서 생기는 여러 가지 질병을 예방하게 된다. 포만감과 만족감을 느끼면서 오히려 안정적으로 살도 뺄 수 있다.

솔직히 나는 아직까지도 생선회가 좋고 생선 구이가 맛있다. 육식은 오랜 기간 하지 않아서인지 일부러 찾아 먹지 않게 되었고, 음식점에서도 손이 가지 않는다. 육류와 똑같은 이유로 몸에 해로울 뿐 아니라 수은 중독의 위험성까지 있는 해산물의 경우도 아직까지 내 입맛을 사로잡는다.

그래도 이제 서서히 시도해 보려고 한다. 해산물 대신에 질 좋은 통곡물과 채소와 과일을 종류별로 더 먹을 예정이다. 심혈관 질환에 좋다는 생선에 함유된 오메가-3 지방산도 호두나 들기름 등의 식물성 식품으로 섭취할 수 있다. 반면에 오메가-6 지방산은 콩기름과 옥수수기름 등에 들어 있어서 너무 과하게 먹게 된다. 오메가-6 지방산은 혈전을 만들고, 오메가-3 지방산이 이를 막는 역할을 하기에 오메가-6 지방산의 비율이 너무 높으면 각종 성인병과 비만의 원인이 된다. 오메가-3와 오메가-6의 적당한 비율은 1:4 정도다. 뭐든지 몸에 좋다고 과하게 섭취하면 영양소간의 균형이 깨지기 때문에 자연스러운 음식을 적당량 먹으면 평소에 건강을 챙길 수 있다.

'먹는 것이 바로 그 사람이다'라는 말은 정말 많은 의미를 포함하고 있다.

옛날처럼 방목식 축산으로 키운 가축을 아주 가끔씩 섭취한다면 차라리 낫다. 하지만 상상을 초월하는 비인간적인 방식으로 동물을 사육하고 도축해 하는 육식은 동물들의 슬픔과 분노와 좌절도 함께 먹는 것이다. 그것도 아주 비위생적이고 수많은 항생제와 화학 약품으로 처리된 농약 잔류까지 함께 먹어야 한다. 유전자 변형으로 만든 사료는 독성이 있어서 가축들도 먹지 않으려고 하는데 알게 모르게 이미 우리는 먹고 있다고 한다. 믿고 싶지 않지만 말이다.

농산물의 수확량을 늘리기 위해서 농약과 비료를 사용한 화학 농법은 땅을 황폐하게 하고, 해충은 내성이 강해져서 시간이 갈수록 더 강한 농약과 제초제를 뿌려야 할 정도가 되었다. 예전처럼 땅이 회복된다면 오히려 인력과 시간과 생산 비용을 줄일 수 있다고 한다.

공장에서 제조한 다양한 종류의 과자와 인스턴트 음식도, 그야말로 인류의 역사상 가장 짧은 기간에 수많은 사람들을 비만과 질병의 구렁텅이로 빠뜨렸다. 비만은 전 세계의 문제가 되었고, 암을 비롯한 질병의 원인이 되었다.

통곡물과 콩 등에 포함되어 있는 탄수화물은 몸의 에너지원으로 쓰이고, 단백질도 영양면에서 충분하다. 채소는 에너지 밀도가 낮아서 100g당 칼로리가 30kcal 이하인 것이 대부분이다. 비타민과 무기질이 풍부하고 칼륨도 있어서 나트륨의 배출을 쉽게 해주며 수분을 자연스럽게 보충할 수 있게 해준다. 과일 또한 여러 가지 비타민과 더불어 나트륨의 배출을 도와주지만, 당분 때문에 칼로리가 높아서 과식에 주의해야 한다. 내 경우는 과일을 너무 좋아해서 일부러 다른 음식을 줄이고 대신에 하루의 전체 음식 분량을 염두에 두고 두 개 이상을 먹기도 한다.

다이어트를 위한 식사 방식은 이렇게 개개인이 자신이 지킬 수 있는 방식으로 짜야 하고 아주 완벽하지 않아도 실행해 나가는 것이 좋다. 처음부터 좋아하던 육식을 끊고 해산물과 유제품과 달걀까지 끊을 필요는 없다. 지방을 제거한 살코기와 담백한 생선을 먹으면서 서서히 음식에 대해서 생각해 보아도 괜찮다.

먹는 것으로 서로를 평가하지 않되 그가 자신의 건강을 위해 올바른 선택을 할 때까지 기다려 주는 것이다.

다이어트의 시간을
즐겨라

　다이어트와 시간에 대해서 쓰려고 컴퓨터 앞에 앉은 지금은 2014년을 하루 남긴 12월 30일 화요일이다. 아침부터 이것저것 간식 달라고 떼쓰며 따라다니던 강아지 이쁜이도 내 옆자리에 누워 코를 골고 있다.

　사람들은 시간이라는 개념 속에 살고 있다. 시간이 왜 개념이냐면 우리의 생각이, 정확히는 '나'의 생각이 시간이 흐르도록 허용해 주고 있기 때문이다.

한번 생각해보자.

학교에서 수업이 많은 날 그렇게도 시간이 더디 갔던, 아니 아예 끝나지 않을 것 같았던 시간을. 여름 휴가를 얻어 떠난 한낮 해변에서의 시간은 얼마나 쏜살같이 지나가버렸는지를. 이렇듯 시간이라는 개념은 객관적이면서도 이를 느끼는 것은 개인마다 다르고 지극히 주관적이다.

나는 나이를 먹는 것도 이런 시간의 주관성과 관련 있다고 생각한다. 인생을 대하는 태도가 느긋한 사람과 '빨리빨리!'를 외치는 사람의 시간은 분명 다르다. 느긋하고 긍정적인 사람은 또래보다 나이가 훨씬 어려 보인다. 반면에 시간과 사투를 벌이듯이 사는 사람들은 진취적으로 보이는 장점도 있지만 언제나 시간에 쫓겨 여유가 없다.

어떤 식으로 삶을 살든지 본인의 선택이고 자유지만 좀 더 느긋하고 젊고 여유롭게 사는 방식도 좋다고 생각한다.

어떤 사람이 똑같이 한 달에 3kg을 빼는 다이어트를 시작했을 때, A라는 여성은 자신이 좋아하는 식재료보다는 살이 빨리 빠질 수 있는 식재료를 선택했고 운동도 엄청난 노력을 해야만 하는 방식으로 했다. B라는 여성은 자신이 좋아하는 식재료를 좋아하는 단순한 요리 방식을 선택해서 그 시간을 즐기기 시작했다. 그리고 미리 3kg 이상 빠졌다고 생각하며 즐거워했다. 운동은 자신이 좋아하는 종목으로 놀듯이 하거나 트레이너의 도움을 받아서 짧은 시간에 효율적으로 했다.

그렇게 똑같이 한 달 후에 3kg을 뺐을 때, 누가 더 고통스러웠을까? 누가 더 시간이 가지 않았고 시간이 빨리 가버리기를 고대했을까? 그리고 빨리 이 지옥 같은 다이어트가 끝나기를 바랐을까?

문제는 여기서만 끝나는 것이 아니다. 어떤 사람이 지옥의 시간이 지나자마자 자신만의 천국의 시간을 만들어 예전보다 더 음식에 탐닉했고, 다이어트라는 건 지옥의 경험쯤으로 못 박아 버리게 되었을까?

당신 생각대로 A라는 여성이다.

B라는 여성은 그다음 달에 추가로 3kg을 더 뺐을 뿐만 아니라 이렇게 좋은 음식을 생각보다 많이 먹으면서도 점점 더 체지방이 감소되고 근력이 향상되는 것을 보면서 신기해했다. 삶의 활력이 생기고 어느 때보다도 행복해졌다. 이대로라면 자신이 원하는 이상적인 몸을 곧 만들 수 있을 것 같아 가슴이 뛰기 시작했다.

시간이 가기를 기다리는 것이 아니라 시간 속에서 그 순간순간을 즐기게 된 것이다.

B라는 여성이 그렇다고 아무런 노력도 안 한 것은 아니다.

단지 예전에 먹었던 인스턴트나 패스트푸드, 특히 좋아했던 빵과 과자를 포기했고 튀김류와 분식과 배달 음식과 외식도 과감히 포기했다. 이렇게 하지 않으면 2~3개월에 마칠 다이어트를 10년이 넘도록 뱅뱅 돌면서 고생만 하게 된다.

어쩌면 2~3개월의 고생도 하지 않은 셈이다. 그냥 음식을 바꾸기로 하고 새롭고 신선한 맛에 빠졌을 뿐이다. 자연에서 난 질 높은 식재료로 굽거나 데치거나 찐 요리법에만 의존했는데도 자연의 재료 맛이 이렇게까지 신선하고 맛있는 줄 몰랐다. 백미 대신에 현미를 꼭꼭 씹어 먹으면서 그 고소함에 놀라고 채소마다 지닌 맛의 섬세함에 놀랐다. 과일의 단맛이 과자보다 건강했으며 몸이 달라지는 느낌이 들어서 기분이 좋아지니 정신 건강도 좋아진 듯하다. 이렇게 새로운 음식에 빠져들면서 다이어트 기간이란 것을 잊을 정도다.

몸은 살이 빠지는 쪽으로 방향을 틀었기 때문에 이대로 죽 나가면 된다.

이제 시간이 알아서 몸을 만들어 줄 것이다.

그러나 A라는 여성은 어느 기간이 지나면 다시 마음을 먹고 자신만의 힘겨운 다이어트에 재도전할 것이다.

지옥 같은
다이어트는 가라

　다이어트는 어쩌면 시간과의 싸움이다. 그러나 시간이란 어떻게 느끼는가에 따라 같은 시간이라 해도 다르게 다가온다. 다이어트가 시간과의 고독하고 힘겨운 사투 정도로 느껴진다는 건 그만큼 다이어트에 성공하기가 어렵다는 뜻일 것이다.

　성공하기 어려운 데는 원인이 분명히 있다. 그 원인을 제거하면 다이어트는 의외로 건강해지고 몸이 좋아지는 새로운 경험으로 다가오게 된다. 다이어트에 성공하기 위해서 제발 힘겨운 싸움 같은 건 그만두도록 하자!

어쩔 수 없어서 시간을 견디기보다는 행복하고 자연스럽게 시간의 흐름을 타고 즐긴다는 느낌을 받아야 한다.

행복한 다이어트를 위해 첫 번째로 해야 할 일은, 나의 평소의 식습관을 자체 진단하는 것이다.

나는 무엇을 좋아하고 즐기며 하루에 얼마나 먹고 있는지를 객관적으로 알아본다. 어제나 오늘의 하루 식단을 적어보면 바로 나온다. 마침 어제와 오늘 물만 마셨다면 그 전날이나 일주일 전의 하루만 추적해보아도 바로 알 수 있다. 분명 매일같이 물만 마셨을 리가 없고, 매일 물만 마신 것은 몸에 좋지도 않다. 외식도 자주 했을 것이고 다이어트에는 좋지 않다는 정크 푸드도 먹고 음식 분량도 내가 정말 이렇게나 많이 먹었을까? 라는 생각이 들 정도로 많은 분량이었을 것이다.

이런 음식을 자연식으로 바꿀 방법은 정말 없는 것일까?

자연식은 일단 가공하지 않아서 추가로 칼로리를 높이지 않을 뿐만 아니라 소금이나 설탕, 향신료 같은 화학첨가물을 더 넣지 않아서 몸에도 이롭다. 자연에서 난 전분질로 탄수화물을 충당하면 하루에 필요한 열량을 충분히 섭취하게 되기 때문에 음식에 대한 갈망이 줄어든다. 우리가 그동안 탄수화물이라고 먹었던 것들은 다름 아닌 흰 밀가루에 지방과 설탕이 범벅된 것이라고 보면 된다. 자연에서 난 통곡물과 고구마나 감자 같은 전분질은 소화 과정에서 당을 바로 올리지 않아서 당뇨병 같은 성인병을 피하게 해준다.

우리가 단백질이라고 섭취했던 육류도 자세히 보면 동물성 지방을 포함하고 있어서 순전하게 단백질로만 보기도 어려울 뿐만 아니라 우리 몸은 생각보다 단백질을 많이 필요로 하지 않는다. 통곡물인 현미와 콩류에 함유된 식물성 단백질만으로도 하루에 필요한 단백질을 충분히 섭취할 수 있다.

비타민과 무기질은 채소와 과일로 충당할 수 있다. 가끔 샐러드에 견과류를 넣거나 양념으로 깨나 들기름을 사용해 음식의 자연스러운 형태로 오메가-3 지방산을 충분히 섭취할 수 있다. 따로 생선이나 해산물을 굳이 섭취하지 않아도 된다.

이렇게 다이어트와 건강을 위해서 먹을 수 있는 음식을 좁혀 나가면 사실 먹을 게 얼마 없어 보인다. 특히 화려한 음식을 주로 먹었거나 외식을 즐긴다든지 야식을 즐겨 먹은 사람이라면 더욱 그럴 것이다. 여러 형태의 고기 요리와 해산물 요리를 즐긴 사람은 더욱 초라한 상차림으로 느껴질 것이다. 무엇보다도 어떻게 이런 형태의 음식 환경을 만들 수 있을지 고민부터 될 것이다.

만약 음식 환경을 바꿀 수만 있다면, 다이어트는 이제 시간만 가면 되는 일이다. 이러한 음식을 얼마만큼 먹고 어떤 방식으로 요리하면 되는지에만 열중하면 된다. 요리라고 할 수도 없다. 기껏해야 현미밥을 하고, 찌거나 굽거나 데치거나 생으로 먹는 것이 전부다.

이렇게 환경만 만든다면 살은 빠진다. 재료를 신경 써서 적당한 분량을 먹거나 소량을 먹는다면 체중은 더욱 빠르게 빠질 것이다. 몸에 무리가 가지 않고 오히려 가벼워지고 피가 맑아질 것이다.

이러한 재료로 하루 한 끼 먹는 밥상의 예를 들어본다.

우선 현미를 불린 후 밥을 지었을 때 반찬은 두 가지 정도로 마련해 보았다. 현미밥 ½에서 한 공기, 오이무침 한 접시와 두부구이 3조각, 그리고 콩나물무침 한 접시를 먹는다.

점심에는 찐 고구마를 150~200g 정도 먹거나 맘에 드는 채소 샐러드 한 접시를 같이 먹는다. 또는 100~150g 정도의 감자와 두유 1잔을 먹는다.

오후에 간식으로 사과 1개를 먹는다.

저녁에는 현미밥 ½에서 한 공기, 양념을 최소한으로 한 더덕구이 한 접시에 시금치 나물 한 접시와 맑은 된장국 한 공기를 먹는다.

저녁 간식으로 발사믹 소스로 맛을 낸 여러 가지 잎채소와 토마토 1~2개를 먹는다.

현미밥 ½에서 한 공기에 나물 반찬이나 채소 반찬 두 가지 정도를 하루에 두 번에서 세 번 정도 먹고 간식으로 찐 감자나 고구마 또는 과일을 먹는 방식이다. 분량은 조금 많아도 되지만 위의 분량을 먹거나 약간 낮춰야 몸에 무리는 주지 않으면서 체중이 빠르게 감량된다.

특별히 칼로리를 계산하지 않아도 되지만 만약 위의 분량에 라면 하나가 들어가면 살이 잘 빠지지 않게 된다. 라면 하나가 500~600kcal가 되기 때문이다. 엄밀히 이야기하면 칼로리를 계산하지 않아도 살이 빠진다는 말은 위의 자연 식재료가 칼로리 자체가 낮기 때문이다.

또한 자연 음식에 많이 포함된 섬유질이 같은 칼로리의 가공식품에 비해서 혈당을 안정적인 수준으로 유지해주므로 체중 감소에 훨씬 유리하다. 특히 통곡물 등에 함유된 섬유질은 장운동을 촉진시켜 노폐물의 배설을 돕고 중금속 및 불필요한 화학물질 등을 흡착, 배설하기 때문에 다른 인스턴트 음식을 먹는 것보다 훨씬 깨끗한 몸속 환경을 만들어준다.

만약 이렇게 좋은 음식으로 먹기로 했다면 이제 시간은 당신 편이 된다.

지옥 같은 다이어트를 마지못해 누구 눈치 보며 하는 게 아니라, 자연스럽게 시간이 흘러 몸이 예뻐지고 건강해질 것이다. 이렇게 하겠다고 결정한 순간, 곧 성공한다.

물론 먹고 싶은 음식을 끊어야 한다는 공포감이 엄습할지도 모른다.

특정 고칼로리 음식이 먹고 싶을 때, 잠시만 참아 본 후 자연식으로 대체해서 먹으면 그 공포감은 언제 그랬냐는 듯 사라진다.

통·통·놀·다 Point

입맛은 길들여진다. 절실할수록 촌스럽고 자연스러운 음식에 감사하게 된다. 나중에는 자연의 음식이 맛있어지고 정크 푸드는 예전의 맛이 아니라 피하고 싶은 맛으로 변해버린다. 물론 사람마다 개인차는 조금씩 있으나 이 또한 노력하기 나름이고, 그 노력이란 당신이 했던 다이어트에 쏟은 어마어마한 노력의 10분의 1만 해도 되는 수준이다.

실패를 부르는
극단적인 예

　다이어트에 실패하는 극단적인 예를 몇 가지 들어본다.

　J라는 고도 비만 여성은 다이어트에 성공하기 위하여 합숙소를 찾았다.

　처음 두 달간은 프로그램대로 운동하고 식사해서 7kg이 빠졌다. 평소보다 식사도 많이 참고 줄인 데다가 모든 간식을 끊었고 운동량도 많았다. 그러나 그다음 한 달을 버티지 못하고 합숙소를 나와서 다시 한 달이 못되어 몸이 원상태로 돌아왔다.

지방흡입이든 한의학적인 비만 치료든 또는 샐러드 도시락으로 뺐든, 식사 방법이 근본적으로 달라지지 않는 한 식습관이 예전대로 돌아오면 체중은 되돌아오고야 만다. 특히 간식이나 외식을 예전처럼 하게 될 경우 요요는 100% 온다.

오히려 참고 안 먹고 버티는 식사로 인해 근육이 줄어서 체지방이 더 늘어나게 된다. 예전보다 조금 먹어도 더 찌게 되니 다이어트를 안 하느니만 못하다. 안 하던 운동을 열심히 하고 닭가슴살에 드레싱을 단순하게 한 채소 샐러드에 고구마만 먹고 살을 뺐지만, 그다음에 어떻게 해야 할지 모른다면 몸은 서서히 예전대로 돌아가고야 만다.

물론 위의 예는 극단적이지만, 실제로 있었던 일이다. 사람들은 이렇게 다이어트에 대해서는 극단적인 행동도 서슴지 않는다. 이러한 방식으로 살을 뺐더라도 뺀 살을 유지하려면 항상 참고 운동하고 식사를 해야 한다. 자신이 만족하는 생활 습관이 아니라 참아야 가능한 생활 습관이다. 식단 자체도 지속하기에는 건강에 좋은 방식이 아니다. 운동 또한 자신의 라이프스타일에 맞아야 하는데 계속 선수처럼 운동한다면 일에 지장이 있을 수도 있다.

돈 한 푼 안 들이고 편하게 살을 빼는 방식은 나 자신과 가족의 협조하에 식단을 바꾸는 것이다. 식재료를 바꾸면 된다. 백미를 현미로 바꾸고 모든 반찬에서 가공식품인 햄 등을 과감하게 빼 버린다. 육류도 배제하고 생선까지도 치운다.

물론 어려울 것이다.

너무 어려우면 갑자기 치우지 말고 주 1~2회로 육식을 허락한다. 대신에 외식이나 배달 음식인 치킨이나 피자를 과감하게 식단에서 치워버린다. 그러면 가끔 집에서 불고기나 생선구이나 달걀 프라이는 먹을 수 있을 것이다.

이런 식으로 예전의 분량대로 먹어도 살이 빠지면 좀 더 욕심이 날 것이다. 그때는 이러한 음식마저도 과감히 정리해 버리면 된다.

그러면 살은 자연스럽게 빠진다. 자신이 이렇게 하지 않았을 뿐이고, 다이어트 식단이나 샐러드 프로그램, 병원이나 한의학 프로그램이 따로 있다고 생각했을 뿐이다.

운동도 마찬가지다. 내가 할 수 있는 운동이면 된다. 윗몸일으키기나 평소에 계단을 이용해도 좋다. 한 정거장 정도의 거리를 걸어도 된다. 운동을 처음으로 하는 사람이라면 줄넘기는 하지 않는 것이 무릎 관절 보호에 좋다.

이런 식으로 하면 몸이 달라지지만, 언제나 그렇듯이 하루쯤 어쩌냐며 지방과 설탕과 소금으로 범벅된 빵을 사고 라면을 끓인다. 그렇게 3일 동안 이루어낸 체중 감량이 도로아미타불이 된다. 이쯤 되면 다시 배달 음식 메뉴를 들여다보고 까끌까끌한 현미밥은 안중에도 없어진다.

그리고 다시 이 모든 음식을 마음껏 먹어도 체지방을 빼주는 약이 있다는 말에 귀가 솔깃해진다. 그런 약이 정말로 있다면 아무리 비싸도 누구나 약을 사용할 것이고 비만은 물론 과체중은 거리에서 찾아볼 수 없을 뿐만 아니라 누구나 모델 몸매가 되어있을 것이다.

'단기간 다이어트' 라는 말에도 현혹되기 쉽다.

한 달 만에 몇 kg, 석 달 만에 10kg 이상이 빠져서 초콜릿 복근이 생기고 몰라볼 정도로 몸이 바뀌어 인생까지 바뀐다는 것이다. 이렇게 단기간 다이어트를 1년에 한 철 여름을 준비해서 반짝했다가 다시 요요를 겪는다. 이런 단기 다이어트가 지금까지 10년째다. 10년째 한 달 만에, 3개월 만에 몸이 달라지려고 노력했다가 포기하기를 반복하는 사이에 몸은 나이가 들고 탄력을 잃어버린다. 이제는 고혈압, 당뇨 같은 생활습관병이 문제가 되어 버린다.

과연 '단기간 다이어트'가 합리적인 방법일까?

그것은 정말로 상술일 수밖에 없다. 나도 다이어트 관련 일을 하고 있으니 다른 사람들 눈에는 상술의 일선에 서 있는 것처럼 비칠지도 모른다. 내가 양심적으로 한다고 해도 내가 하는 일 자체가 퍼스널 트레이닝이라 고가일 수밖에 없고 일반인은 크게 마음을 먹어야 가능한 서비스일 수 있다.

그러나 나는 알고 있다.

몸에 좋은 음식으로 세끼를 먹고 좋은 과일과 채소로 간식을 먹고, 고구마와 감자와 현미와 콩, 신선하고 맛있는 재료를 단순하게 요리해서 먹으면 살이 빠진다는 사실을.

약을 먹고 침을 맞으며 죽으라고 운동하지 않아도 충분히 살이 빠지며 활력이 생기고 모든 세포가 재생되며 바뀐다. 병이 호전되면서 체지방이 줄어들고 건강이 회복되면서 아름다워지고 젊어진다.

이러면 되는데 뭐가 그렇게 복잡할까?

살을 빼는 일은 이렇게 단순하고 거창하지 않고 원시적이다.

그럼 난 무얼 해야 하나?

퍼스널 트레이너로서 할 일이 없어지는데 말이다.

식사는 좋은 음식으로 비교적 양껏 먹어도 살이 빠지고 운동은 복잡하게 하지 않아도 된다면 트레이너는 없어도 된다. 원래는 그래야 맞다.

하지만 또, 그걸 알려주는 게 트레이너의 일이다. 좀 더 구체적으로는 적정 체중을 유지할 수 있도록, 옆에서 동기부여를 해주고 안전하게 다이어트 하도록 돕는 일을 한다.

모녀가 다이어트에 돌입했다!

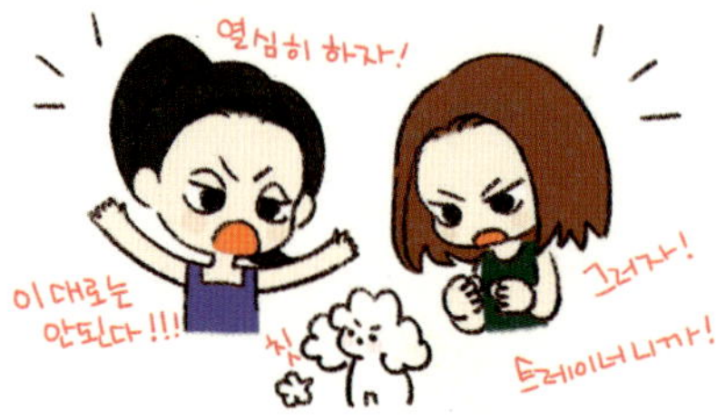

그러나…
굳은 결심은 며칠 못 가고…

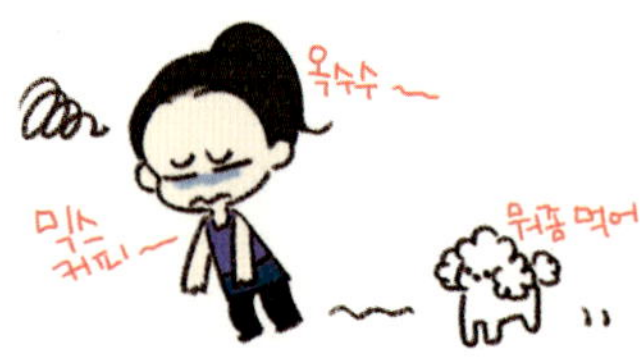

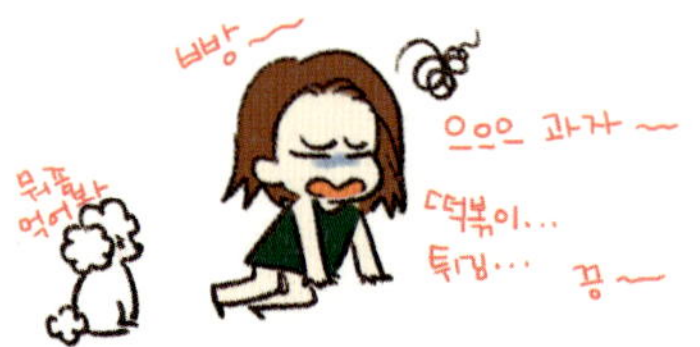

결국 간식의 유혹을 참지 못하고
만들어 먹게 된다.

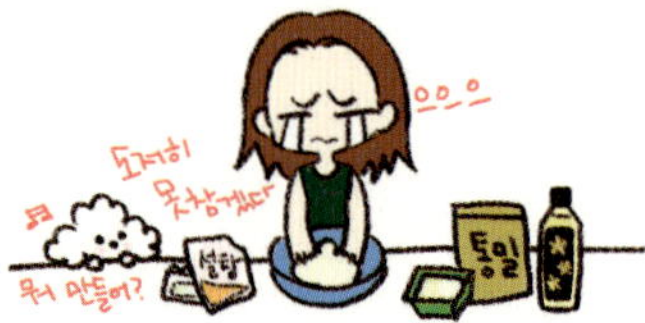

통밀에 버터 대신 오일로
설탕 소금은 적게, 달걀 대신 두부로!

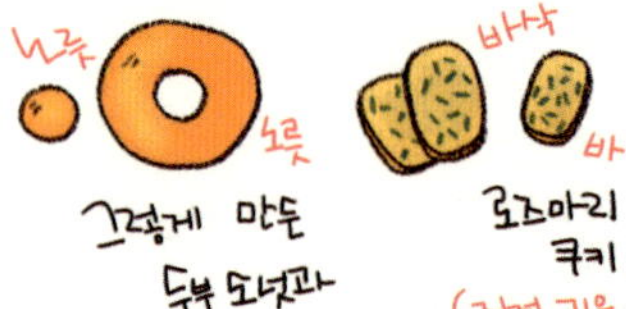

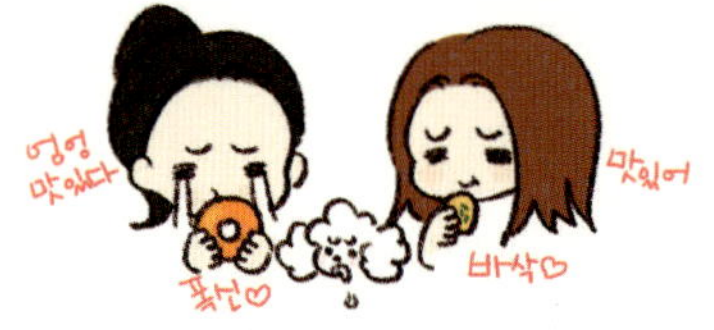

사 먹는 과자보단 나을거 몰라도
문제는…

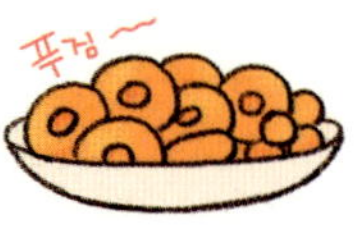

한번에 너무 많이 만든다는 것!

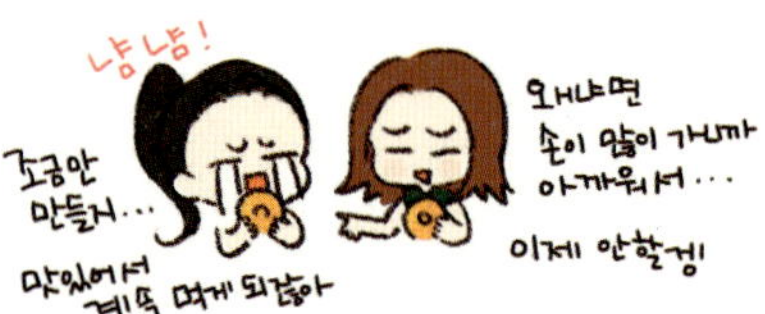

이렇게 실패중에도

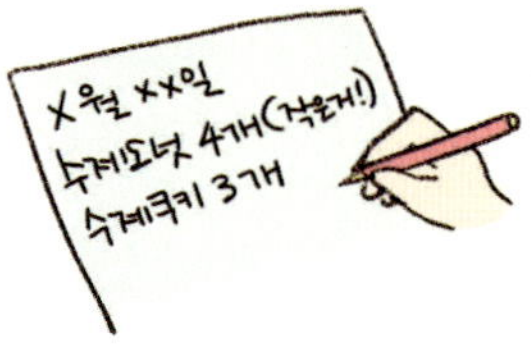

식단 기록은 꼼꼼히!
어쨌든 조금씩 빠지기 시작했다.

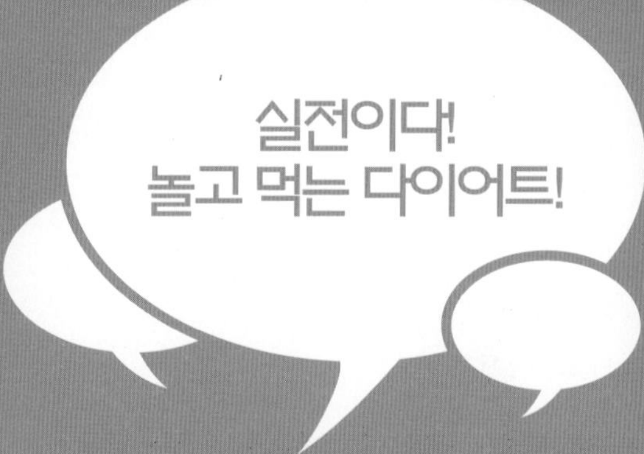
PART
3
실전이다!
놀고 먹는 다이어트!

다이어트 기본 식단에서
벗어나 버렸다!

완벽한 다이어트 기본 식단을 추천하면 이렇다.

(1회 식사)

현미잡곡밥 ½ ~ 1 공기

미역국 1공기

시금치 나물 1접시   생채소 무침 1접시

두부조림 4쪽   달걀프라이 1개

(1회간식)

사과 반쪽   감자 1개
(또는 고구마)

(2회간식)

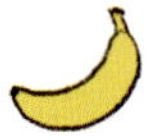 바나나 1개   수박 200g
(또는 계절 과일) 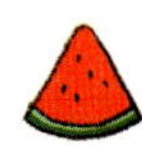

하루 2~3회의 식사에
간식 1~2회 (하루 총 섭취량 1200kcal ~ 1800kcal)

이렇듯 살이 찌지 않고 마른 몸을 유지할 수 있는 다이어트 기본 식단은 간단하다.
하루 식사의 예를 들자면,

- **하루 세끼** 현미밥 ½~⅔공기, 계절 나물 1~2가지, 가벼운 국물, 콩자반이나 두부구이 3조각, 기타 자신이 좋아하는 담백한 반찬 1~2가지 추가 가능(이 중 한 끼를 고구마나 감자 중간 크기 2개 정도로 대신할 수 있다.)
- **간식 1회** 제철 과일 1개
- **간식 2회** 채소 샐러드 1접시 또는 채소 1접시

탄수화물을 섭취하기 위해 통곡물로 지은 밥을 끼니마다 ½공기 정도 먹고 남성의 경우는 한 공기까지 먹어도 된다.

다음으로는 녹황색 채소와 소량의 제철 과일을 섭취해서 비타민과 미네랄을 보충해 준다. 비타민과 미네랄이 부족한 식사를 하게 되면 태워주는 부분이 부족해지기 때문에 영양의 불균형으로 몸의 순환에 좋지 않은 영향을 끼친다.

현대인은 나쁜 지방을 불필요하게 과다 섭취해서 복부 비만과 체지방으로 쌓이게 하므로 줄여주어야 한다. 지방 1g은 9kcal로 단백질과 탄수화물이 1g에 4kcal인 것에 비하면 2배 이상이다. 몸은 많은 지방을 필요로 하지 않기에 자연 음식의 형태로 좋은 지방을 섭취한다는 느낌으로 식사를 하면 된다. 정제된 식용유 대신 참기름이나 들기름을 사용한다거나 튀김 음식을 자제하고 동물성 지방은 소량으로만 가끔 먹거나 제한하는 것도 좋은 방법이다.

단백질은 몸을 구성하는 주요 성분으로 꼭 필요한 영양소다. 그러나 최근의 영양학에서 기존의 단백질 섭취가 필요량보다 많았다는 연구 결과가 계속 나오고 있다. 채식

을 하는 경우 콩이나 두부, 현미 등에서 충분히 하루 분량의 단백질을 섭취할 수 있다.

이렇게 하면 살이 빠진다.

그걸 누가 모르겠는가!

아주 잘 알고 있을 것이다. 좋은 음식의 종류도 잘 알고 있고 심지어 그 음식의 칼로리는 기본으로 알고 있으며 그 음식의 주성분과 어디에 좋은 음식인지까지 소상히 알고 있다. 요리법 또한 굽거나 데치거나 날것으로 먹어야 좋다는 것까지 잘 알고 있지만, 현실은 학교에서 친구들과 수다 떨며 구내식당에서 밥을 먹어야 하고 회사에서 하루 종일 세끼를 해결해야 한다. 점심때마다 회사 동료들과 함께 식사하거나 음식 메뉴를 내가 주체적으로 고를 수 없을 수도 있고 회식을 해야 하고 모임에 나가야 할 때가 더 많다.

이럴 때는 어떻게 해야 한단 말인가!

어쩔 수 없이 다이어트 기본 식단에서 벗어날 수밖에 없다. 언제나 계획대로 잘 되지 않는 것이 우리의 자연스러운 일상이기도 하니까 말이다. 그러면 어떻게 잘 벗어나야 하는지 어떻게 해야 다이어트 건강 식단을 최대한 지키면서 체지방도 감량할 수 있는지 그 과정을 함께 해보기로 하자.

다음 장부터는 딸의 그날그날의 식단과 운동 내용을 살펴보고 기록한 일지가 이어진다. 딸의 식단을 엄마가 일일이 쓰는 것 같아 딸이 자발적이지 않게 보이지만 이 프로젝트의 콘셉트 자체가 트레이너인 엄마가 트레이너의 길로 들어선 딸을 좀 더 완벽하게 다듬는 트레이닝이기 때문에 서로 수고해 보기로 합의했다.

딸의 현재 체중은 67.1kg이다. 키는 174cm이다.

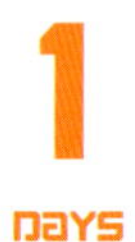

쫄깃한 이탈리안 식빵의 유혹

딸의 하루 식사 기록이다.

아침은 이탈리안 식빵 3장에 블루베리 잼을 발라 먹으면서 나와

신경전을 벌였다. 식빵이 쫄깃하니 식감이 부드럽고 많이 먹어도

마치 과자를 먹는 것처럼 배가 썩 부르지 않기 때문이다. 잼도 맛

있어서 2장을 먹다 보면 3장이 된다. 다른 건 먹지 않는 대신에 간

신히 3장으로 마쳤다.

첫날부터 꽝이지만, 포기하기엔 이르다.

점심은 현미밥 ½공기에 계란말이 하나에 배추겉절이와 연두부

배추된장국을 먹었다.

저녁은 채소를 볶지 않고 물로 익힌 카레 한 공기에 밥 ½공기를

먹고, 유자차 한 잔으로 마무리했다.

운동하기 싫어하는 건 트레이너도 마찬가지.

특히 이제 막 트레이너의 길로 접어든 딸의 경우는 더욱 그렇다.

그럴 땐 최소한의 운동이라도 하도록 해야 한다. 최소한의 운동

으로는 스쿼트가 제격이다. 시간 대비 다리와 허벅지와 허리 근

육과 힙업까지 할 수 있다. 최소한 30회에서 50회를 하면 된다.

특별히 예쁜 엉덩이를 만들고 싶다면 엎드려서 한 발씩 올려 차는 덩키 킥 운동도 함께 해준다. 한쪽에 10회씩 2번을 하면 총 40회가 된다.

이렇게 오늘 하루가 지나간다.

· **스쿼트 :** 허벅지와 엉덩이를 탄력 있게!

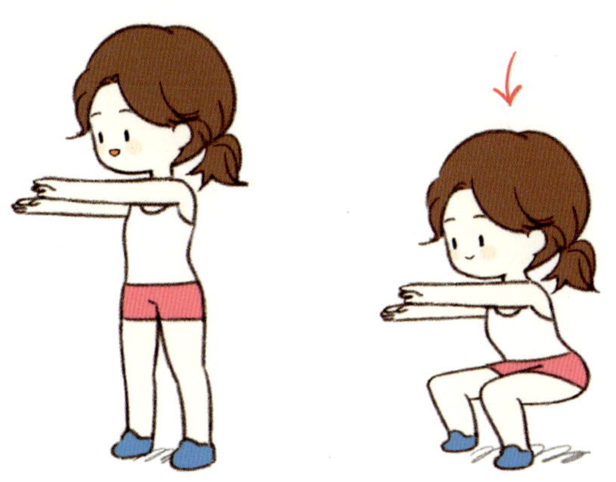

양발을 어깨너비로 벌려 허리를 세우고 양손을 앞으로 내민 후, 뒤에 의자가 있다고 생각하고 앉았다가 일어선다. 허벅지가 지면과 수평이 되는 부분까지 앉는다. (10회 3세트)

· **덩키 킥 :** 예쁜 엉덩이 만들기엔 그만!

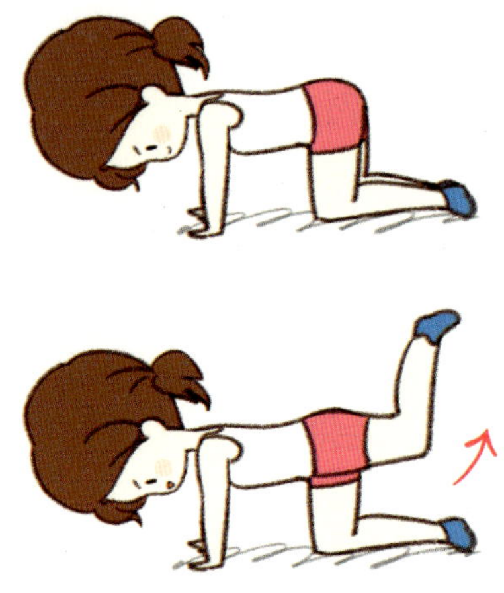

네발 자세로 엎드린다. 한쪽 다리를 90도로 접고 엉덩이 근육으로 올렸다 내리기를 번갈아 10회 한다. (양쪽 10회씩 3세트)

＊ 각 운동의 횟수는 다이어트 초보자가 운동을 처음으로 시작했을 때 하루에 할 수 있는 최소 단위로 잡아 보았다. 하루에 1~3가지 동작을 선택해서 시작해 보고 개인의 운동 숙련도에 따라 점진적으로 횟수를 올려도 좋다.

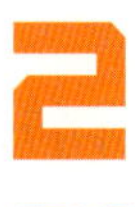

엄마는 트레이너

딸은 어제보다 체중이 400g 감소했다.

그러나 체중의 변화가 반드시 체지방의 변화를 나타내는 것은 아니다. 근육의 감소나 수분의 양이 늘거나 아침에 화장실을 가지 않아서 잠시 변화가 왔을 수도 있음을 염두에 두어야 한다.

그래도 꼭 체중을 재야 한다면 같은 시간대에 같은 상황에서, 예를 들면 아침에 일어나 화장실을 다녀온 후 잰다거나 하는 자신만의 방식을 정해두어야 올바른 판단을 내릴 수가 있다.

오늘도 어제처럼 그놈의 블루베리 잼이 문제다.

유기농 블루베리가 알알이 들어 있는 아주 달지도 않은 맛에 반해 오늘도 그만 곡물 식빵에 잼을 발라 먹었다. 빵만 먹으면 많이 먹게 될까 봐 빵을 먹기 전에 현미밥 ½공기에 콩나물무침과 배추김치로 밥을 먹고 식빵 한 장 반에 커피 한 잔으로 아침 겸 점심을 먹었다.

저녁은 현미밥 ½공기에 콩나물국에 김치와 달걀 프라이를 먹고,

진한 밀크커피 1잔에 유자차 1잔과 마시는 요구르트 1잔을 간식으로 먹을 계획이다.

부디 더 추가되지 않고 이 밤이 지나가기를 바랄 뿐이다.

딸은 밤늦게까지 컴퓨터 하고 만화를 그리는 올빼미형이기 때문에 저녁을 먹고도 간식을 자주 먹는 편이다. 이렇게 올빼미형 생활 방식과 심야 활동은 비만에 영향을 미친다. 잠이 부족하면 우리 몸은 체내 에너지 비축을 위해 식욕 억제 호르몬인 렙틴(leptin)의 분비를 줄이고, 식욕을 자극하는 호르몬인 그렐린(ghrelin)의 분비량을 늘리게 되므로, 수면 부족이 지속되면 식욕이 증가해 폭식하게 되는 것이다.

또한 수면이 부족해 스트레스를 받으면 코르티솔(cortisol)이라는 호르몬이 분비되는데, 이 호르몬은 식욕을 자극하고 복부에 체지방을 축적시킨다. 코르티솔의 경우 자기 시작할 때 분비량이 감소하며 오전 4~8시에 증가하는 패턴을 보이는데, 수면이 부족하게 되면 분비량이 증가해 식욕이 증가하게 된다.

이렇게 수면은 다이어트에 큰 영향을 미치기 때문에 되도록이면 늦은 시간까지 조명과 TV 시청, 인터넷이나 스마트폰 사용 등을 제한하고 하루 7~8시간 수면을 취하는 게 좋다.

하지만 딸의 경우 만화를 그리는 것과 같은 창의적인 활동이 밤늦은 시간에 더 잘된다 하니 이해해 주고 있다. 다이어트도 중요하지만 개인 생활도 중요하기 때문이다.

운동은 복부 운동으로 크런치 50개를 하고 헐떡거린다.

오늘은 이 정도만 하기로 했다.

"딸아! 너 트레이너 맞니?"

· **크런치** : 탄탄한 상복부 만들기

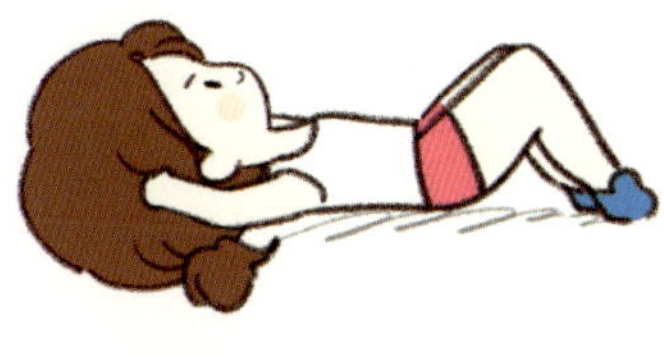

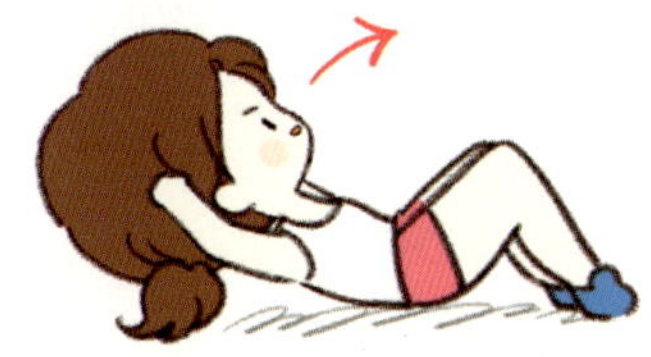

바닥에 무릎을 세우고 눕는다. 양손을 귀에 대고 상복부의 힘으로 어깨를 살짝 들어 올린다. (15회 3세트)

필요할 때 분비되어 내 몸을 지켜주는 호르몬!

호르몬은 스트레스 상황에서는 에너지를 축적하도록 식욕을 자극하고 불필요할 때는 억제한다. 내 몸의 항상성을 위해 분비되는 일종의 화학물질이다. 평소에 운동하고 건강한 음식을 먹으며 충분히 수면을 취하고, 자신을 사랑하고 자신을 정성껏 돌보면 호르몬에 꼼짝 못 하게 되지는 않는다. 몸과 마음이 안정되도록 노력해 주면 된다.

여러 가지 화학 물질로 오염된 정크 푸드 같은 음식을 과하게 먹으면, 특정의 화학 물질은 인체에 들어와 마치 호르몬처럼 작용해 내분비계를 교란시켜 질병을 유발한다.

자연에서 난 가공하지 않은 식재료와 현미 채식을 소식한다면 비만과 큰 질병을 예방하고 호르몬 불균형으로 오는 문제들을 해결할 수 있다. 이러한 음식을 먹는 자체가 해독이 된다.

7
DAYS

아군이 적군이다

7일째 체중은 처음보다 1kg이 줄었다. 66.1kg.

2일 차까지 기록하다가 어느덧 7일째가 되었다. 그동안 식사는 최대한 과식을 피하고 현미밥에 나물이나 김치 반찬으로 2~3끼 간단하게 먹었다.

딸은 초콜릿 한 통을 먹고 나서 후회했다. 원래는 한 통에 700kcal로 열량이 높아서 이틀에 걸쳐서 먹기로 계획했지만……. 딸은 초콜릿을 다 먹고 아토피 피부염이 재발해 가려워했다. 정크 푸드를 먹지 않겠다고 결심해놓고 다시 먹어 기분도 썩 좋지 않다고 한다. 내가 딸이 좋아하는 초콜릿을 보상으로 한 번 줬던 것인데 칭찬은커녕 원망만 들었다.

"그래도 먹을 때는 좋지 않았어?"

"먹을 때는 당연히 좋지!"

역시 눈에 보이면 먹게 되기 때문에 집에 정크 푸드 같은 나쁜 음식은 애초에 사두지 않는 편이 좋다. 나쁜 음식인 줄 알면서도 환심을 사려고 가져다주면 엄청난 결심 끝에 다이어트를 하는 사람도 물리치기가 쉽지 않다. 다이어트 중인 가족을 위해서라도 고칼로리 음식이나 정크 푸드는 사 들고 오지 않는 것이 그 사람을 위하는 길이라는 사실을 다시 한 번 확인하게 되었다.

이 후유증은 며칠을 갈 것 같다. 다이어트 의지도 흐지부지해질 정도로 악영향을 끼치는 것 같다. 아! 처음부터 난감하다!

와이드 스쿼트 40회를 했고 복부 운동으로 크런치를 20~30회 정도 추가했다.

오늘은 갑자기 아토피가 심해져서 운동에 대한 의욕도 떨어진 듯해 운동은 최소한으로만 했다. 운동 시간은 10분 이내에 마치는 정도였다.

고구마냐 감자냐

체중 65.5kg, 처음보다 1.6kg 감량됨.

아무리 먹어도 살이 찌지 않는 음식 환경을 만들기 위해서 값싸게 다이어트 할 수 있는 식량을 인터넷으로 대량 구입하기로 했다.

고구마의 경우 마트에서 한 봉지씩 사면 두 번만 사도 쉽게 1박스 값과 비슷해진다.

농장마다 다르지만, 집에서 먹을 것이기 때문에 최상품이 아닌 고구마를 싸게 사면 된다. 맛도 떨어지지 않는다. 한 번 구입할 때 박스로 사 두고 실온에 신문지를 깔고 널어두듯이 보관하면 얼지도 않고 썩지 않아서 오래 먹을 수 있다.

고구마를 대량 구입한 덕분에 요즘 빵을 사 먹는 횟수와 분량도 줄어들었다. 빵이 먹고 싶을 때 고구마를 구워 먹거나 쪄서 커피와 함께 먹으면 한 끼 식사로도 충분하고 칼로리도 높이지 않게 된다.

고구마는 알칼리성 식품으로 비타민C와 섬유질이 풍부하고 항암 효과가 있으며 성인병을 예방한다. 달콤하고 맛있기 때문에 과식만 조심하면 된다. 나는 어려서부터 고구마를 과식하는 편이었

다. 아무리 좋은 다이어트 음식도 과식은 살을 찌게 한다. 고구마
는 하루 한 끼 분량에 150~200g 정도가 적합하다.

고구마는 복합탄수화물을 섭취할 수 있어서 다이어트 하는 사
람이라면 기본 식량으로 비축해 두는 편이다. 고구마 100g은
128kcal이고, GI 지수는 55로 낮은 편이어서 혈당을 빠르게 올리
지 않아 인슐린 분비를 늦춰주므로 다이어트에 그만이다.

이에 비해 감자는 100g당 55kcal로 고구마보다 낮지만, GI 지수
는 90으로 높아서 다이어트에서는 고구마보다 선호되지 않는다.
그래도 감자는 가공된 음식이 아닌 자연식품이기 때문에 튀겨서
먹지만 않으면 괜찮다. 정크 푸드보다는 영양 면에서 훨씬 좋고
섬유질과 비타민, 무기질과 칼륨 등을 함유하고 있어서 적당량
섭취하면 몸에 좋다. 엄격한 다이어트 중이라면 감자보다는 고구
마가 더 이롭지만, 감자에 포함된 영양분과 섬유질은 유해한 가
공식품과는 비교할 수 없이 좋다.

고구마든 감자든 적당량을 먹는다면 문제될 리 없다.

다만 집에서 감자튀김을 해 먹는다거나 밖에서 햄버거 세트에 딸
린 감자튀김을 사 먹는 일은 지양하자. 다이어트를 더디게 할 뿐
이다. 고구마 역시 기름에 푹 담가 튀긴 고구마튀김 같은 건 꿈도
꾸지 않아야 한다. 생으로 먹거나 삶거나 구워 먹는 것에 감사해
야 한다. 이런 방식으로 먹게 되면 비만이라고 해도 살이 빠질 수
밖에 없다. 음식의 분량도 조금 더 먹어도 된다. 이렇게 만족스럽
게 행복하게 먹다 보면 살은 어느새 빠져 있다.

어쨌든 오늘은 다이어트에 중요한 식량을 비축해 둔 날이다. 더불어 라면, 컵라면, 과자 등은 집에서 사라진 지 오래다.

그동안 딸의 식단 기록이 조금 뜸했는데 매일 두 끼는 현미 채식으로, 간식은 두 번에서 세 번 정도 고구마를 먹고 유자차나 커피를 마셨다.

다시 식단 기록을 섬세하게 해 나가야겠다. 다들 그렇듯이 다이어트는 항상 시작할 때는 열정적이지만 곧 시들해지거나 바쁘다 보면 하루를 건너뛰게 되고 그러다 보면 기록은 다시 묘연해지기 마련이다.

그래도 다시 해야 한다. 시도하는 자에게 성공이 있다.

오늘의 운동으로는 와이드 스쿼트를 10회 3세트 하고 크런치를 10회 3세트씩 했다.

· **와이드 스쿼트 :** 허벅지 안쪽과 엉덩이 옆 라인을 날씬하게

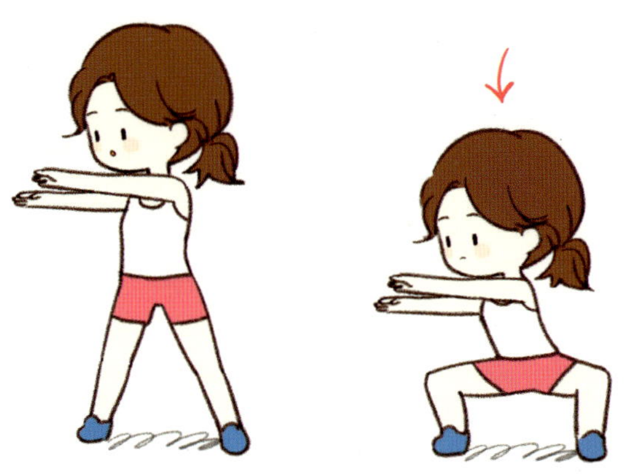

양발을 넓게 벌린 후 천천히 앉았다가 일어선다. 발끝과 무릎은
같은 방향이 되도록 한다. (10회 3세트)

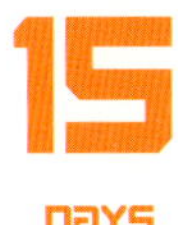

다이어트 떡볶이 만들기

체중 65.9kg이다. 어제보다 400g이 늘었고, 시작 날보다 1.2kg이 감소했다. 다이어트를 하다 보면 전날보다 거꾸로 늘 수도 있는데, 오늘이 그런 날인가 보다.

내일은 크리스마스이브다. 딸은 내일 뭐 먹을지 미리 계획을 짜고 있는 듯하다. 케이크를 살까 고민하다가 다 먹을 것 같지도 않고 하나를 사면 과식이 될 게 분명하기에 바게트에 생크림을 찍어 케이크 느낌으로 먹고, 그동안 먹고 싶었던 빵 두 개 정도로 달래기로 했다.

오늘 아침은 유자차 1잔과 고구마 150g 정도 먹었다.

점심 겸 저녁으로는 그동안 먹고 싶었지만 참았던 음식 중에서 떡볶이를 해 먹기로 했다.

떡볶이떡 조금과 새송이버섯을 듬뿍 넣고 어묵과 양파와 파를 넣어서 전체적인 칼로리를 줄여 만들어서 마음껏 먹기로 했다. 칼로리가 없는 곤약은 그동안 많이 먹어서 질리기 때문에 오늘은 곤약 대신에 버섯으로 요리할 것이다.

저녁에는 간식을 챙겨 먹으려고 한다.

간식으로는 고구마말랭이 조금과 현미누룽지에 백김치를 조금

먹고, 유자차 1잔과 커피를 마시기로 했다.

눈이 올 듯 날씨가 흐리다. 혹시 내일 화이트 크리스마스이브가

되려나?

나는 지금 떡볶이 재료를 사러 마트로 가려고 한다.

올빼미 딸은 아직까지 일어나지 않았고, 강아지는 아침부터 부지

런히 밥을 챙겨 먹고 고구마를 달라고 조른다.

평화로운 날이다.

오늘도 계획한 대로 음식을 먹게 될 것 같다.

요즘 운동은 5분 내에 해치울 수 있는 정도로 하고 있다.

와이드 스쿼트 30회를 한다든지 크런치 30회를 한다.

오늘도 잠들기 전까지 둘 중의 하나를 할 계획이다. 사실 이 정도

운동 분량을 정해 둔 것은 충분히 할 수 있는 분량이기 때문이다.

잠자기 전까지 잊어버리지 않고 하면 된다. 땀이 나지 않을 정도

의 적은 운동량이지만 한 달을 모았을 때 생각보다 많은 분량이

다. 매일 30회씩 30일이면 한 달에 900회의 근력 운동을 하게 되

는 셈이다.

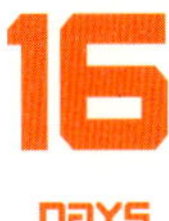

16 DAYS

달콤낭만 크리스마스 롤케이크

체중 65.9kg이다. 전날과 같고 시작 날보다 1.3kg 감량했다.

오늘은 12월 25일 성탄절이다. 어제의 식사 기록을 오늘 쓰고 있다.

날씨는 따뜻하고, 어제의 식사로 오늘은 체중 재기가 두렵다.

딸은 바게트에 생크림을 찍어 먹기로 계획해놓고서는 결국 사과

롤케이크를 사서 80% 정도 해치우고 겨우 두 조각 남겨 두었다.

이 케이크는 전체 1,500kcal다. 밀가루가 주성분이고 소금과 설

탕, 달걀, 마가린과 심지어는 트랜스지방까지 있다고 적혀 있다.

트랜스지방은 식물성 지방을 고형화시키는 과정에서 수소를 첨

가할 때 만들어진 인위적인 지방이며 동물성 지방인 포화지방보

다 인체에 해롭다. 포화지방은 나쁜 콜레스테롤 수치를 높이는

데, 트랜스지방은 여기에 더해 좋은 콜레스테롤의 수치를 낮추기

까지 한다. 이것은 소비자를 위해 만들어진 게 아니라, 값싸고 편

하게 식품을 가공하고 오래 보관하기 좋게 만든, 즉 제조자의 편

리와 이익을 위해 만들어진 지방이다. 트랜스지방은 지방 조직 내

에 축적되어 지방 대사를 원활하지 못하게 하며 적혈구와 미토콘

드리아의 기능을 감퇴시키고, 관상동맥 질환과 암, 당뇨, 알레르

기를 발병시킨다. 트랜스지방은 가공 유지로 만든 마가린, 쇼트닝, 마요네즈, 케이크, 빵, 가공 초콜릿, 감자튀김, 팝콘 등에 다량 들어있지만 소비자는 그 엄청난 해악을 알지 못한다.

'설마! 내가 먹는 것이 그렇게 위험하겠어?'

'독보다 무서운 음식을 사람한테 먹으라고 만들겠어?'

이렇게 단순하게 생각하며 입에 사르르 녹고 달콤하고 맛있어서 계속 찾게 된다.

이 케이크를 살 때도 나는 기분이 좋지 않았다. 돈 들여 사 먹는 음식이 나를 해롭게 하고 심지어는 살찌게 하고 병까지 들게 하니 기분이 좋을 수가 없다. 그래서 크리스마스이브에 잠자기 전까지 딸한테 잔소리를 해놓고 나도 속이 상했다. 나쁜 음식은 안 먹는 게 가장 확실한 답이고 나는 안 먹게 되었지만, 딸은 여전히 먹고 싶어 하면서도 살찌니까 어쩔 수 없이 참게 되는 현실이 짜증스러운가 보다. 이렇게 되면 틈이 날 때마다 사 먹으려고 하게 될 뿐 근본적인 해결 방법이 없게 된다.

어릴 때 아토피에 시달릴 때도 딸은 이렇게 과자나 빵 종류를 하루도 먹지 않고 지날 때가 없었다. 엄마인 나는 살림만 해도 되는 사람이 아니고 집안의 가장으로 생계를 책임져야 했기 때문에 음식에 특별히 신경을 쓰지 못했다. 또 인스턴트 음식의 해악보다는 편리함과 저렴함이 더 중요했기 때문에 오히려 자주 이용했다. 아이는 싸구려 간식으로 쉽게 만족했으니, 돌이켜 보면 참 가슴 아픈 과거다.

'그래도 크리스마스이브에 내가 분위기 없이 너무 했나?' 하는 생각이 들어서 기분이 더 다운되어버렸다.

그래도 딸은 기분을 풀고, 우리밀 통밀이나 메밀과 호밀, 잡곡 등을 사용해서 달걀을 넣지 않고 버터와 마가린도 없이 소금과 설탕을 줄인 쿠키나 빵을 만들어 보기로 했다. 딸은 빵 만들기를 좋아하고 예쁘고 맛있게 만드는 재주가 있다.

딸은 두 조각 정도 남은 롤케이크를 홍차와 함께 오늘도 맛있게 먹을 것 같다. 나는 냄새만 맡아도 입맛이 떨어지고 단맛이 너무 강해서 먹을 수가 없다. 예전에 제과점에서 만든 고급 과자도 먹고 나서 바로 배탈이 났었다. 몸이 예민해져서 받지 않은 것이다. 어제 하루 종일 딸은 이 롤케이크가 주가 된 식사를 했기 때문에 그 외에는 홍차 몇 잔과 유자차 2잔, 그리고 커피 1잔과 감 1개와 떡볶이 1인분으로 식사를 마쳤다. 다행히 딸은 밥은 한 끼도 안 먹어서 전체적으로는 조절했지만 이렇게 하면 다이어트가 또다시 힘들어진다.

정크 푸드 일색의 식사일 경우는 칼로리 계산이 꼭 필요하다. 만약에 이렇게 먹고도 빵을 먹어서 느끼해졌다고 매콤한 라면 하나를 간식으로 먹고 밥도 두 끼나 세끼를 다 먹는다면 칼로리는 정말 엄청나게 불어나 버린다.

아예 처음부터 살이 찌지 않는 자연 음식만 먹는다면 칼로리 계산도 필요 없고 체중을 잴 필요도 없다. 몸은 살이 빠지는 쪽으로 급속하게 방향 전환을 했기 때문에 시간만 지나길 기다리거나 먹는 시간을 즐기면 다이어트가 저절로 된다.

딸처럼 하면 다시 체중에 신경을 써야 한다.
이렇게 먹고도 혹시라도 체중이 빠지지 않았는지 요행을 바라지만 소용없는 일이다. 살이 조금 더 불어났을 땐 절망감도 더 크게 다가온다. 정말 진퇴양난이다.
그럼에도 불구하고 메리 크리스마스다!
그나마 외식 안 한 것을 위안으로 삼아야겠다.

17 DAYS

육식과 채식으로 싸울 필요는 없다

체중 65.8kg이다. 전날보다 100g 감소했고, 시작 날보다 1.3kg 감량했다.

어제처럼 먹고도 혹시나 체중이 크게 줄지 않았을까 기대한다는 것은 요행을 바라는 일이다. 그저 늘지 않고 유지한 것만으로도 감사해야 한다. 하루 종일 정크 푸드를 그것도 적지 않은 양을 먹었으니 이 정도에서 그치는 것만 해도 다행이다.

오늘 아침에 나는 먹고 싶었지만 미뤄 두었던 수제비를 우리밀 통밀로 반죽해서 요리해 먹었다. 처음부터 분량을 적당하게 반죽해서 많은 양을 만들지 않았다. 어제는 딸이 정크 푸드를 먹었고 오늘은 엄마인 내가 밀가루 음식을 손수 만들어버렸다.

음식에 대한 주장은 마치 종교나 특정 정당을 지지하는 것만큼 다양하면서도 고집스럽고 바꾸기도 어렵다. 다른 사람에게 바꿔 보라고 하기도 쉽지 않다. 뭐, 문제는 없다. 충분히 그럴 수 있고 이해할 수 있다. 서로가 서로의 입장을 인정해 주면 별문제는 없지만 객관적으로 증명된 이론과 주장을 참고해서 최대한 나아지려고 노력한다면 더 좋을 것이다.

아무튼, 아침에 만든 수제비는 맛있었다. 멸치육수에 감자와 당근을 채 썰어 넣고 파와 마늘과 양파를 넣고 싱겁게 끓였다.

육식보다는 채식이 좋다는 것은 이제 많은 사람들이 인정한다. 육식을 통해 기름진 지방을 섭취할 가능성이 크고 포화지방을 함유한 고기류는 콜레스테롤을 높여 심혈관 질환을 유발할 가능성이 크다는 것을 알기 때문이다. 더불어 동물의 생명이 소중하다는 인식도 확산되고 있다.

생선과 달걀, 우유와 젓갈도 먹지 않는 완벽한 채식주의자도 있다. 이 중에도 과일과 채소와 현미만 먹는 생채식을 하는 사람도 있고, 여러 가지 채식 요리를 즐기는 부류도 있다.

이렇게 먹는 방식은 다양하고 마치 종교처럼 바꾸기가 어렵다.

내 경우, 육식 위주보다는 채식이 훨씬 몸을 건강하게 하고 어느 정도의 분량을 먹어도 살이 찌지 않아서 더 좋다. 될 수 있으면 엄격하게 제한된 채식이 몸 관리에도 좋고 식생활을 단순하게 하며 칼로리를 높이지 않아서 훨씬 유리하다.

만약에 채식 위주로 먹긴 하지만 가끔 육식도 하고 생선이나 달걀, 우유 등을 먹는다면 조리 방식과 분량과 칼로리에 유의해야 살이 찌지 않게 된다. 음식의 조리법이 다양하면 맛있는 음식을 즐길 수 있지만 자칫 잘못하다간 식탐으로 음식 조절에 실패할 수 있다.

마른 듯 멋진 비키니 몸매를 만들려면 질 좋은 음식을 최대한 적게 섭취하면 된다. 이런 식습관 속에서 살면 따로 다이어트를 할 필요도 없다. 어쩌다 조금 많이 먹거나 특별한 식사가 있었던 날이라 해도 다시 원래의 방식으로 되돌아와서 몸매의 항상성을 유지한다.

딸은 이러한 방식으로 가기 전 단계로, 여러 가지 끊기 어려운 음식을 먹으면서 살을 빼 나가는 중이다. 나쁜 음식을 완벽하게 끊지는 못했지만, 몸은 아름답게 만들고 싶은 상황이다.

이제 아침 겸 점심을 먹은 상태고 곧 저녁이다.
딸은 아마 남은 롤케이크를 홍차와 함께 느긋하고 분위기 있게 해치울 것이고, 귤 2개 정도에 늦은 밤, 배가 고파지면 유자차 1잔을 두 번 정도 먹고 맛있게 담은 생김치에 밥 ½공기를 먹을 것 같다.

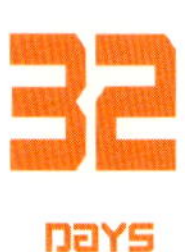

트레이너의 고달픈 현실

오늘 아침 체중은 64.8kg이다.

그동안 14일간을 기록하지 못했다. 대신에 노트에 체중 변화만 기록했다. 체중은 약간씩 올랐다 내렸다 반복한 끝에 처음 시작 체중에서 32일 동안 2.3kg이 감량되었다.

요즘은 흰 밀가루의 유혹을 거의 끊은 상태인 것 같다. 완벽하게 끊었다고는 장담할 수 없지만 예전에 비하면 거의 90%는 줄인 상태다.

어쨌든, 연말과 새해가 지나고 오늘은 벌써 새해 첫 주간의 금요일이다. 새해 소원으로 금연과 다이어트가 많다고 하는데, 올해도 많은 사람들이 금연과 다이어트에 성공하려고 시도할 것이다.

다이어트를 하게 되면 원하는 예쁜 옷을 사이즈에 구애받지 않고 입을 수 있고, 성형 수술보다 안전하고 자연스럽게 예뻐질 수 있다. 체지방이 감소해 몸이 가벼워지고 계단을 올라도 가뿐하며 건강이 더 좋아지게 된다.

그래서 새해가 되면 새롭게 다이어트를 시작하지만 역시나 연말이 되면 다시 다짐하면서 새해를 맞이하기를 반복한다.

다이어트는 누군가 조언해 주면서 계속 동기 부여를 해 주는 게 필요하다. 그래서 연예인들은 개인 트레이너를 항상 고용하고 있다. 자신의 심리 상태가 어떻든 계속 동기 부여가 된 상태를 유지할 수 있기 때문이다. 당장은 비용이 들지 몰라도 나중에 불어난 체중 때문에 곤란할 일도 없어진다. 일반인의 경우는 모델 체중을 유지하기 위해서보다는 건강관리를 위해서 미리 시간과 비용을 투자하는 사람들이 많아졌다. 그래서 이런 수요를 충당하기 위해 트레이너가 예전보다 더 많이 필요하게 되었지만 트레이너라는 직업은 사명감과 사랑이 없이는 버티기가 어려운 것도 현실이다.

나는 한때 댄스스쿨을 운영하면서 오너의 자리가 참 힘들다는 것을 깨달았다. 또, 이제 막 개업하는 헬스클럽에 오픈 멤버로 근무하면서 센터 하나를 운영하는 것과 버금가는 경험을 통해 헬스클럽 운영이 만만치 않다는 것을 실감했다. 나는 1인 기업 형식의 트레이닝 방법을 아직 찾고 있는 중이다. 아마 이 책이 나올 즈음에는 그 방식을 이미 찾아 신나게 일하고 있을지도 모르겠다.

그동안 글을 못 쓴 이유는 바빠서였다. 나는 블로그를 하면서 레슨 회원을 받곤 하는데 연말이 되면서 레슨 회원이 줄어든 상황이라 블로그를 통해 이벤트를 하고 광고하는 시간이 필요했다. 아…… 이런 영업 없이 트레이닝만 하면 오죽 좋을까 싶지만 어떤 분야든 프리랜서의 현실은 그렇지가 않다. 체육 업계는, 특히 다이어트를 지도하는 헬스 트레이너들은 임금도 적을 뿐만 아니라 센터 근무 자체가 트레이닝만 잘하면 되는 시스템이 아니다. 여러 가지 잡다한 일을 해야 하고 나처럼 체육을 전공했고 경험이 많다고 경력자 대우를 해 주는 것도 아니다. 오히려 나이가 많은 사람을 기피한다.

딸은 사회체육지도자 자격증을 땄지만 시간을 아끼고자 집에서 함께 사업을 구상 중이다.

돈을 생각한다면 다른 직업을 알아보는 게 나을지도 모른다. 트레이너라는 직업이 단순히 좋아 보여서 쉽게 성공하고 돈 벌 생각만으로 시작했다가는 정말 오산이다. 나 스스로도 정말 어떻게 이 일을 하면서 지금까지 버텨왔는지 미스터리하다.

댄스스쿨을 10년간 경영한 후 약 5년간 공백 기간을 갖기도 했다. 사회생활을 다 접고 오로지 나 자신에 대해서 명상하는 데 몰두했던 시간이었다. 벌어 둔 돈이 충분한 상태에서 한 것이 아니라 가끔 시간제 아르바이트를 하면서 했기 때문에 경제적으로 힘들었다. 그 후로 지금까지 프리랜서로 퍼스널 트레이닝을 하면서 경험을 쌓고 경력을 키웠다.

지나간 시간을 가만히 생각해 보면, 나에게 꼭 필요했던 경험이었다는 것을 알게 된다. 힘들었다는 것으로 끝나는 게 아니라 그러한 경험 안에 내가 배울 수 있는 것들이 분명히 숨어 있었다. 뭐라고 정확히 꼬집어 말할 수 없지만, 그것을 캐내게 된다면 그게 바로 금광이 될 것이라고 확신한다.

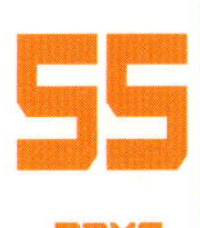

나도 외모지상주의의 피해자

딸은 오늘로 다이어트 55일 차가 된다. 나는 그동안 블로그 운영에 신경 쓰느라 일기를 제대로 쓰지 못한 채 체중만 기록해왔다. 어제 체중은 64kg으로 시작 체중보다 3.1kg이 줄었다.

어제는 식사를 많이 하지 않았고 밖에서 사 온 떡볶이 1인분에 라면 ½개를 끓여 먹고 코코아와 커피 1잔과 비스킷 7조각을 먹었다. 전부 정크 푸드이고 라면과 밖에서 사 온 음식 때문에 나트륨 섭취가 많아서인지 오늘은 어제보다 먹은 분량은 적지만 다시 64.4kg이 되어서 기분이 썩 좋아 보이지 않았다. 아니, 좀 억울해하는 것 같다. 외식과 정크 푸드를 먹은 대신에 저녁 늦게 배가 고픈데도 참고 자면서 아침에 일어나면 체중이 더 빠져 있기를 바랐는데 오히려 조금 먹었는데도 더 쪄버렸다고 실망스러워한다.

다이어트를 하다 보면 내 생각과는 정반대의 현상들이 생긴다. 일부러 먹지 않고 참았는데 체중이 꿋꿋하게 그대로 유지되고 있거나 오히려 조금 더 찌는 경우도 있고 많이 먹은 듯했는데도 체중이 빠져 있는 경우가 있다.

다이어트는 멀리 내다봐야 한다. 단 하루의 식사만으로 크게 달라지기를 바라기보다는 꾸준히 해 나가야 한다.

어떤 사람들은 다이어트 한다는 것 자체를 부정적으로 보기도 한다. 건강한 체중이면 되었지 굳이 모델 체중이 될 필요가 있느냐고 말한다. 나도 너무나 이 말에 동감하기 때문에 오히려 다이어트를 그렇게까지 혹독하게 할 필요가 없다고 생각한다. 운동을 선수처럼 할 필요 없고 식사도 혹독하게 할 필요가 없다.

그러나 이번 프로젝트는 어느 정도는 모델처럼 예쁜 몸을 만드는 게 목표다. 평범한 몸에서 모델처럼 예쁜 몸을 만드는 데 과연 그렇게까지 강한 식단 조절이 필요한지 시험해 보고 있는 중이다.

지금까지의 내용을 토대로 중간 점검을 해 보면 결론은 나온다. 분명 몸을 변화시키려면 예전과는 다른 식사와 운동 또는 생활 습관을 들여야 한다. 그렇지 않고서는 예전의 체중과 몸의 라인을 고수하거나 더 살이 찐다거나 체력이 떨어질 수도 있다. 가만히 있는데 몸이 좋아지거나 예뻐지지는 않는다.

다만 내가 실행할 수 있는 방식으로 해 나가거나 조금만 하루의 식단을 주의하는 등 예전의 방식에서 크게 바꾸지 않아도 된다. 갑자기 지키지 못할 정도로 식단을 바꾸는 강도가 아니어도 가능하다. 충분히 일상생활을 유지하면서 감량이 되는 방법을 모색할 수 있다.

누구나 물질만능주의와 외모지상주의를 좋게 평가하지는 않는다. 물질 자체는 선한 것도 나쁜 것도 아니고 사람이 살아가기 위한 도구일 뿐이다. 또한 외모도 사람의 전부가 아니고 인품을 외모만으로 평가할 수는 없다.

단지, 나 자신을 더욱 살뜰하게 보살피고 건강하고 아름답게 가꾸어 나가는 하나의 방법으로 체중을 조절하고 체력을 강화시키는 것이다. 그리고 그 방법이 생각보다 간단하다는 점이 중요하다. 수술과 같은 의학의 힘을 빌리지 않고 내가 조금만 노력해서 몸매도 좋아지고 건강까지 좋아지니 금상첨화다.

나는 트레이너지만 나 또한 외모지상주의의 어떤 보이지 않는 힘에 의해 밀려나는 경험을 했다.

예전에 댄스스쿨을 10년 정도 한 후에 다시 체육 계열의 일을 하기까지 5년의 공백기가 있었다. 그 기간에 나는 그동안 동적인 일을 한 후유증을 정적인 상담 일로 다스렸다. 개인적으로 사람을 많이 만나서 상담해 주는 일이었다. 그 일도 시간이 지나서 지치게 되자 나는 다시 원래 했던 체육 계열의 일을 하고 싶어졌고 퍼스널 트레이너를 하려고 헬스 센터를 알아보기 시작했다. 하지만 그사이 나는 5~7kg 정도 살이 쪄버렸고 치명적이게도 나이 많은 트레이너가 되어 있었다. 체육학 대학원을 졸업했고, 10년 동안 안무와 댄스를 가르쳤으며 본인의 다이어트 경험이 충분했어도 나는 여전히 무명이었고 나이가 많아서 센터에서 쉽게 채용하려고 하지 않았다.

나중에 안 사실이지만 센터 일은 고학력 경력자가 필요한 것이 아니라 잡무가 우선이었다. 나는 어렵게 채용은 되었어도 센터

트레이너가 처음이고 나이가 많다는 이유로 청소나 상담 안내 같은 잡무가 주 업무가 되었다. 나는 퍼스널 트레이너로서 100명이라도 거뜬히 한 사람 한 사람을 상담해 주고 몸의 변화를 체크해 주고 운동을 가르쳐 주는 일을 할 능력과 자신이 있었다. 그래서 틈만 나면 회원들에게 먼저 다가가 문제점에 대해 대화하고 운동법과 식단을 알려주려고 했지만 그럴 때마다 나는 다시 청소나 잡다한 용역 업무를 하라는 지시를 받았다. 결국 잡다한 업무 과중으로 나중에는 회원들이 질문해 오거나 운동을 알려 달라고 했을 때 오히려 힘이 들어서 기피하게 되었다.

이러면 안 되겠다 싶어서 나는 다시 프리랜서를 선언하고 방문 홈 트레이닝을 시작했다. 이 일도 처음에는 만만하지 않았지만 그래도 센터 일보다는 나았다. 적어도 나의 개인 레슨 수강생들은 나이가 많다는 이유 하나만으로 나를 평가하지 않았다. 오히려 나이가 많아서 편하게 생각했고 경험과 경력이 많다고 좋아해 주었다. 다만 힘들었던 점이라면 경력이 많아도 유명하지 않아서인지 레슨비가 평균선보다 이하였다.

그러나 아무리 이름이 없다고 해도 개인 트레이닝 비용 자체는 적은 금액이 아니다.

이 점 때문에 트레이너가 다른 직업군에 비해 블루오션으로 보여 선망하는 직업이 될 수도 있을 것이다. 하지만 이면에는 이 일에 대한 진정한 열정이 없이는 견뎌내기 어려운 부분이 많다.

내 경우만 해도 이제 책 한 권이 나왔고 두 권째 작업중이지만 이 일을 한 지는 거의 반평생이라고 봐야 할 정도다. 거의 20년의 세월이 흘렀으니까. 특히 이 직업은 몸을 바탕으로 하기 때문에 몸 자체가 그냥 좋아서는 안 되고 거의 모델 수준이어야 한다는 점도 고달프다면 고달프다.

아무리 트레이너나 센터의 관장이라 해도 관리를 소홀히 하면 살이 찔 수 있고 체육학과를 나왔다고 해도 살이 안 찐다는 보장은 없다. 운동 종목에 따라서는 몸이 완벽하지 않아도 되는 종목도 있고, 요가 강사 중에는 출산 후 다시 늘어난 체중을 감량하기 위해 나에게 레슨을 신청한 분도 있었다.

다시 돌아와서 물어 보면,

"우리는 왜 다이어트를 하는가?"

내가 나를 사랑하고 좀 더 자신을 보살피고 더 나아지려는 하나의 방편으로 하는 것이다.

나 자신은 본디 소중하고 누구의 제재를 받을 사람도 아니며 한 사람 한 사람이 독립적이며 누구에 의해 기가 죽을 필요도 없다. 특히 외모로 평가될 이유도 없고 내가 누구보다 못하거나 더 낫지도 않다. 나 자신은, 그냥 존재한다는 것 하나만으로 존엄성을 가지며 이것만으로 누구와도 동등하다. 단지 누군가를 보며 판단하는 마음만이 동등하지 않을 뿐이다. 꼭 누구를 평가해야만 직성이 풀리는 사람이라면 그 자신도 누군가의 평가에서 자유롭지 못하다는 것을 알아야 한다.

점점 더 세상 살기가 혹독해진다고 뉴스마다 난리다. 부정적인 기사는 외면하고 싶지만 말이다.

세상은 순환한다.

지금 잘살고 있는 사람은 예전 생에 못살아 봤기 때문이고 지금 못사는 사람은 잘살아 봤기 때문이라고, 그래서 지금의 삶을 선택해서 살고 있다고 누군가는 말했다.

중요한 것은 잘사느냐 못사느냐 이렇게 사느냐 저렇게 사느냐가 아니라 이러한 삶을 선택하게 된 나 자신에 대한 이해, 자신의 존재에 대한 자각이 가장 중요하다고 본다.

체중을 감량하거나 예뻐지거나 젊어지고 건강해지는 것은 좋은 일이다. 중요한 것은 다이어트 자체에 깊이 빠지는 것이 아니라 다이어트를 통해 자신에 대한 사랑을 회복하는 일이다. 자신에게 진정으로 관심을 가지는 일이다. 생각보다 복잡하지도 비용이 크게 들지도 않는 방법으로, 오히려 삶이 가벼워지고 마음의 짐을 벗어버릴 수 있다. 먹는 음식이 소박하고 많지 않아야 최상의 아름다운 몸을 유지할 수 있다는 점은 시사하는 바가 크다. 우리가 행복하지 않은 건 불필요한 것들을 너무 많이 가지고 있기 때문이다. 우리는 생각보다 엉뚱한 쓰레기 같은 음식을 아무 자각 없이 엄청나게 먹으면서 힘들게 번 돈을 지불하고 몸은 망가뜨리면서 중병을 얻는다. 다시 병을 고치려고 병원비를 지불하고 수술대에 눕는다.

이러한 일은 너무나 느리게 꾸준히 진행되어서 눈치챌 수 없을 정도다.

삶의 무게를 털어버리고 더 건강해져야 한다.
덤으로 예뻐지고 마음이 행복해지면 그만이다.

당신은 소탈하게 입었지만 속은 빛나는, 마치 새것은 아니어서
화려하지는 않지만 은근한 멋으로 빛나는 그런 앤틱 같은 사람이
면 된다.
나 역시 그렇다. 그렇게 살고 싶을 뿐이다.

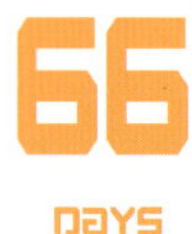

마지막 20일 프로젝트를 시작하며

66일 차, D-Day 20일

다이어트 66일 차인 날이다. 딸은 지금까지 총 3.1kg이 빠졌지만 어제보다 오히려 500g 정도 오르면서 체중계를 보면 짜증이 나서로 약간의 눈치를 보고 있는 것 같다.

트레이너인 엄마가 트레이너인 딸의 체중을 직접 관리하고 있으니 살이 매일 드라마틱하게 빠지면 서로 기분이 좋지만 그렇지 않고 진전이 없을 땐 괜히 찜찜하다. 사실 체중감량 프로젝트라고 선언했지만 예전보다 조금 더 음식에 신경을 썼을 뿐 먹을 건 먹었다. 먹고 싶은 정크 푸드도 조금씩은 먹었고 다이어트에는 금지 음식인 된장찌개나 김치찌개, 부침개도 1인분 정도는 충분히 먹었다.

지금까지는 마음을 독하게 먹고 예전의 식단을 확 바꾼 것이 아니라, 예전의 식단에서 좋은 음식 위주로 먹고 설탕을 줄이고 과자나 빵 종류는 거의 줄이는 방식으로 체중을 감량했다.

하지만 언제까지 이렇게 큰 진전 없이 시간만 보낼 수는 없다고 판단했다.

그래서 오늘부터는 내가 마치 전문 모델이 된 것처럼 모델다운 식단을 시작하기로 했다. 딸의 식단이기도 하지만 엄마인 나도 함께하기로 했다. 나도 댄서였고 댄스스쿨을 운영했으며 트레이너 직업을 20년째 하고 있지만 변변한 화보 촬영은 한 번도 해 본 적이 없다. 이참에 나도 딸과 함께 다이어트를 하고 멋진 화보까지 촬영하기로 마음먹었다.

그렇다고 깡마른 모델 같은 몸을 원하지는 않는다. 1일 1식이나 2일 1식을 해야 가능할 정도의 마른 몸은 사실 공포스럽다. 그보다 일반 모델들의 몸을 선호한다. 마르지 않은 몸매의 배우나 탄탄한 몸을 가진 댄스 가수의 몸매도 좋다.

어쩌면 이 프로젝트는 확실한 답안을 내놓지 않고 시작한 듯하다. 상위 1%의 모델 몸을 만들려면 그렇게 되도록 식사를 하고 운동을 해야 하는데 나는 시작부터 그런 몸은 만들기가 싫다고 말하고 있고, 딸은 특히나 디저트를 너무나 사랑한다.

이 프로젝트는 근육은 유지하되 체지방만 감량해서 처음보다 더 슬림해지는 게 목표다. 그러기 위해선 식사에서 어느 정도 스트레스를 받지 않고 만족하느냐의 문제를 풀어야 한다.

그럼 오늘부터 20일 작전이 시작된다.

다음 주면 설이다. 설은 그냥 설이다.

요즘은 설에 고향에도 가지만 가족 여행도 많이 다니듯 설도 그냥 일상 중의 하나라고 생각한다. 우리 모녀는 설음식을 특별히 만들지 않을 계획이다. 배우나 모델들은 설이 지났다고 엄청나게 살이 쪄서 돌아오지는 않는다. 1kg~2kg 정도 증가할 수도 있지만 금방 원상회복을 한다.

20일 프로젝트의 기본은 현미 생채식에 두고 채식 식단을 바탕으로 할 예정이다.

만약에 먹을 것이라고는 현미 채식뿐이라고 가정을 한다면 그 사람은 하루에 소처럼 먹어도 살이 찌지 않을 것이다. 또한 복합탄수화물인 고구마나 감자, 오트밀 같은 양질의 탄수화물과 과일과 채소, 콩이나 콩으로 만든 음식만 먹어야 한다면 역시 살이 빠질 수밖에 없다. 음식 자체가 가공식품보다 칼로리가 낮고 혈당을 바로 올리지 않아서 인슐린 분비를 줄여주어 체지방이 쌓이는 것을 막아준다. 섬유질이 많아서 다이어트에도 유리하다.

우리의 다이어트는 가공식품을 얼마나 자주 먹지 않느냐에 달렸다. 그리고 간이 강한 음식과 맵고 짠, 자극적인 음식을 얼마나 잘 피하고 소식하는지에 달렸다. 그러므로 앞으로 20일간의 다이어트는 그냥 머리싸움이라고 생각한다.

그리고 이렇게 프로젝트를 시작한다고 외치는 것 또한 어떤 힘으로 작용한다. 많은 사람이 보고 있기 때문이다.

20일간의 딸의 감량 목표는 체지방 3kg이다. 처음 프로젝트를 시작했을 때보다 총 6kg을 감량하는 게 된다.

앞으로 20일간의 3kg 감량 목표는 '즐겁게', '충분히 할 수 있는 방식'으로 달성할 것이다. 이 몸은 계속 유지하면서 체지방만 조금씩 자연스럽게 감량하는 쪽으로 가면 성공이다. 꼭 3kg이 아니라 2kg이 감량되더라도 몸이 더 슬림해지면 된다. 물론 목표 체중보다 더 감량한다면 기쁘긴 하겠지만.

정상 체중에서 1kg을 감량하는 것이 과체중이나 비만에서 1kg을 감량하는 것보다 어렵다. 더욱이 근력 손실 없이 체지방만 감량하면서 음식의 분량도 엄청나게 줄이지 않는 식단이라면 더 어려울 수 있다.

멀리 보는 다이어트이기 때문에 어쩔 수 없다.

체중만 빼겠다면 3일 정도 단식하면 된다. 하지만 그다음의 식사에서 어떤 룰이 없다면 몸 관리는 다시 혼란에 빠지게 된다.

딸은 주로 밤에 그림을 그리거나 만화를 보고 게임을 하면서 새벽까지 혼자의 시간을 즐기는 편이다. 그것도 엄마의 열렬한 지지를 받으면서. 나중의 사회생활을 위한 준비와 공부를 나름대로 열심히 하고 있다고 나는 인정해 주고 있다.

그래서 밤에 식사할 수밖에 없고 특히 달고 바삭거리는 과자나 초콜릿을 자주 먹지만, 이제 20일 프로젝트를 시작하면서 과자와 초콜릿 대신에 채소나 과일, 얼린 바나나 등을 먹기로 했다.

그런데 오늘, 디데이 첫날부터 난데없이 유혹이 들이닥쳤다.

TV에서 2대째 도넛과 호떡을 만들어 파는 이야기를 보다가 그만 딸이 호떡이 먹고 싶어진 것이다. 나는 설득을 시도했지만 하나씩만 만들어 먹자는 딸의 말에 오히려 내가 설득을 당하고 말았다.

그동안 막연하게 그저 정크 푸드로만 알고 있었던 도넛과 어묵과 떡볶이와 호떡과 튀긴 꽈배기 등을 정성스럽게 연구하고 만드는 모습을 보면서 나는 생각을 다시 하게 되었다. '이런 음식도 정성을 쏟아 맛있게 만드니 명품이 되는구나! 이왕이면 저런 노력과 철학을 가진 사람에게 사 먹고 싶다…….'

그래도 한 가지 분명한 사실은 몸 관리를 하는 사람은 적당량만을 먹어야 한다는 것이다.

오늘의 딸의 식사 기록이다.

- **아침**　현미 콩밥 ⅓공기에 김 1장을 구워 간을 하지 않고 김밥처럼 말아서 먹음
- **간식**　연두부 ½모에 파간장 조금
- **간식**　당근과 양배추 반 컵
- **점심**　떡이 없는 참치곤약떡볶이 1공기 반

　　　　(소스 : 고추장 1큰술과 올리고당 1큰술, 간장 ½큰술)
- **저녁**　참치채소볶음밥 1공기(소금은 최소한으로 4분의 1작은술만 넣음)
- **간식**　직접 만든 호떡 3개

〈오늘 아침 공복의 체중은 전날과 같다.〉

20일 프로젝트에서는 내 식단도 함께 올려서 나의 변화도 함께 관찰해 보기로 했다.

오늘의 나의 식사다.

· **아침**　올리고당을 조금 넣은 커피 하루 종일 4잔

· **간식**　바나나 1개 반

· **간식**　당근과 양배추 1컵

· **점심**　떡이 없는 곤약떡볶이 2공기

· **저녁**　호떡 3개와 얼린 바나나 1개

〈오늘 아침 공복의 체중이 전날에 비해 500g 늘어났다.〉

20일 작전의 식단은 완벽한 계획을 짜고 그에 맞게 시도하는 것
은 아니다. 그날의 냉장고에 있는 재료에 따라, 또는 그날 특별히
먹고 싶은 음식이 있다면, 어떻게 하면 최대한 체중이 감량되는
방향으로 먹을 수 있는지 연구하고 실행한다. 항상 노력은 하지만,
완벽한 식단에서 벗어나더라도 있는 그대로 적을 것이며 어떻게
하면 최소한으로만 벗어나는지에 대해서도 이야기할 것이다.
일테면, 떡볶이에 떡을 넣지 않고 곤약과 여러 가지 채소를 주재
료로 만들고 나중에 참치캔 한 숟가락을 넣는다거나, 채소볶음밥
을 만들 때 기름을 최소한으로 두르고 양을 적게 만들어 먹는다.
호떡을 만들 때도 흑설탕을 최대한 적게 넣어서 구웠다. 문제는
예상을 뒤엎고 내가 호떡을 3개나 먹어버렸다는 것이다. 생각보다
맛있어서이기도 했지만 나는 원래 식탐이 많은 사람이다. 아예
처음에 반죽할 때 양을 조금만 하는 게 과식을 예방하는 길이다.
딸은 빵을 잘 만드는 편이고 빵 만들기를 즐긴다. 나중에 다이어

트 하는 사람들이 마음 놓고 먹을 수 있는 건강한 다이어트 전용 빵을 만드는 일을 해도 좋을 것 같다. 꼭 딸이 아니더라도 누군가가 그런 일을 해 주면 얼마나 좋을까! 그림 그리기와 빵 만들기가 취미인 피트니스 모델도 괜찮다고 생각한다. 무엇이 됐든, 나는 딸이 한 가지 일을 선택해서 집중해서 즐겁게 하면 된다고 생각한다.

D-Day 20일의 운동은 정말 볼품없다. 집 안에서 와이드 스쿼트 30회와 복부 운동으로 크런치 30회에 그쳤다. 조만간 같이 가까운 뒷산이라도 등산해야 할 것 같다.

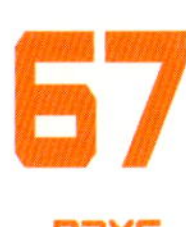

시작한 지 이틀 만에 벌써 지쳐버렸다

오늘은 디데이 19일, 시작한 지 이틀째다.

시작한 지 이틀 만에 지쳐버린 이유는 그동안 67일간의 미적미적한 다이어트 기간이 있었기 때문이거나 그냥 삶에 별다른 재미가 없기 때문이라고 생각하다가 문득 한 가지 사실이 떠올랐다.

오늘은 2월 14일 밸런타인데이이자, 내가 26년 전에 결혼한 날이다. 결혼하고 1년 후 딸이 태어났다. 약 3년간 결혼 생활을 한 뒤에 남편과 헤어졌다가 다시 만나 3년간 재결합, 또다시 헤어진 뒤로는 혼자서 20년을 아무 도움 없이 딸을 키우며 살았다는 계산을 하고서 시간이 아득해졌다.

그리고 26년 전의 나보다 지금의 내가 정말 좋고 만족스럽다는 것도 이상했다. 26년 전의 내 몸보다 지금의 내 몸이 더 좋은 것도 감사하다.

내 삶의 자질구레한 일들은 마치 다람쥐 쳇바퀴 돌듯 그때나 지금이나 특이할 것이 없지만 한 가지에서만큼은 흥미로운 것이 있었다. 그것은 바로 나 자신을 탐구하고 나 자신을 발전시킨 일이었다. 일을 열심히 해서 얼마나 돈을 벌고 사회적으로 유명해졌는지는 별개의 문제다. 자신의 일에 사명감과 책임을 가지고 열심히 하는 것과 집착은 분명 다르다. 일에 사랑을 가지되 파묻히거나 집착하지는 않는다.

사람들은 너무 죽도록 일하는 것 같다.

자신의 몸을 돌볼 겨를이 없고 더군다나 자신의 정신을 돌아보는 것은 사치스럽게까지 여긴다. 나는 용감하게도 오로지 나의 갈 길을 갔다. 돈이 되든 안 되든 내가 하고 싶은 일을 하면서 항상 빡빡한 삶을 살았지만 잘 살아왔다고 만족한다. 내가 선택한 삶의 방식을 통해 내가 배워야 할 것들을 충실하게 배워나갔으니, 이 삶의 방식에 여한이 있을 수 없고 오히려 감사할 뿐이다.

오늘의 딸의 식사다.

- **아침**　참치죽 1공기 반
- **점심**　빵 1개(열량이 다소 높은 약 400kcal)
- **간식**　커피 1잔(흑설탕 2작은술)
- **저녁**　참치채소죽 1공기
- **간식**　작은 크기의 오렌지 1개와 소보로빵 1개
- **간식**　커피 1잔(흑설탕 2작은술)

〈체중은 전날보다 200g 감량됨.〉

운동은 부분적으로 와이드 스쿼트 30회와 크런치 30회를 하였다.

딸은 이마저도 아주 큰맘 먹고 하는 것 같다.

오늘의 나의 식사다.

- **아침**　얼린 바나나 1개와 흑설탕을 넣은 커피 1잔
- **점심**　찐 당근과 양배추 1컵
- **간식**　참치채소죽 1공기 반
- **간식**　단팥도넛 1개(210kcal)와 흑설탕을 넣은 커피 1잔
- **저녁**　참치채소죽 1공기
- **간식**　작은 크기의 오렌지 1개 반과 흑설탕을 넣은 커피 1잔
- **간식**　찐 당근과 양배추 1컵

〈체중이 전날보다 500g 감량됨.〉

운동은 복부 크런치 50회와 네발 자세에서 팔다리 들기 각각 20회씩 했다.

트레이너가 너무 운동을 안 해서 문제다. 내일부터는 조금 늘려 보려고 하지만, 이 프로젝트는 운동을 최소화하고 식단을 현실적인 방법으로 해도 모델처럼 날씬해지는 것이 포인트이니, 아직은 이 방식을 고수하려고 한다.

'어쨌든 감량할 테니까!'

저절로 날씬해지는 두 가지 식사법

오늘은 20일 작전 3일째의 날인, D-Day 18일이다.

평생을 다이어트에 신경쓰지 않아도 날씬하게 사는 사람은 자기도 모르게 두 가지 방식의 식습관을 가진 사람들이다.

첫 번째는 어떤 음식을 먹어도 조금만 먹는 미식가다운 면모를 가진 사람이다.

두 번째는 선호하는 음식 자체가 살이 찌지 않는 자연 음식이라 약간은 더 먹어도 살이 찌지 않는 안전한 식사를 하는 사람이다.

물론 타고난 체질상 아무리 많이 먹어도 대사가 빠르거나 흡수가 어려워서 살이 찌지 않는 사람도 극소수 있지만 여기서는 제외하기로 하자. 이런 사람들의 고통도 생각보다 크다. 이런 사람들일수록 더 자연에서 난 질 좋은 음식을 소량으로 자주 먹고 근력 운동을 해 주어야 한다. 무조건 살을 찌우기 위해 정크 푸드를 먹으면 몸의 대사 작용이 더 나빠지게 된다.

나는 이도 저도 아닌 중간 부류에 해당한다.

나는 육식 외에는 음식을 가리지 않고 조금씩은 먹지만 자연의 식재료로 간을 덜 하고 기름을 덜 사용해서 조리한 음식을 선호

한다. 그리고 정크 푸드가 먹고 싶거나 특별히 외식하고 싶을 때
는 조금씩은 먹지만 최대한 먹지 않으려고 노력한다.

다시 한 번 강조하지만, 매일 3끼를 현미 ½~1공기에 채소 반찬
이나 기름을 적게 하고 간을 최소한으로 한 채소볶음이나 나물로
식사한다면 살이 찔 수가 없다. 단백질은 통곡물과 콩과 두부 등
으로 충분히 섭취할 수 있다. 비타민과 미네랄을 보충하기 위해
서 과일을 간식으로 하루에 두 차례 정도 먹어도 좋다.

나는 이미 10대 이전부터 소아 비만이었고, 10대에는 키 164cm에
체중 72kg으로 우울한 청소년기를 보냈다. 20대에도 마찬가지
였다. 그때 그나마 더는 살이 안 찐 건, 나 스스로 체중이 너무 높
다는 것에 대한 문제의식으로 몹시 우울해 하고 있었고 해결책을
열심히 찾고 있었기 때문이라고 생각한다. 그리고 지금은 50대로
넘어왔는데 인생에서 가장 날씬한 시기를 보내고 있다. 이 부분
이 나는 만족스럽다.

사실 나는 나이를 밝히기 싫어했다. 나이를 말하면 사람들이 그
나이에 따른 선입견을 가지고 볼 것이라는 생각 때문이었다.

이번에 어떤 모임에서 한 지인이 나에게 이렇게 말했다.

"소영 님! 소영 님은 보기에는 이래 보여도 꽤 나이가 있으시죠?"

'어?'

나는 속으로 몹시 반가웠다. 그리고 머리는 바쁘게 회전하기 시
작했다. 그렇다면 나의 나이를 실제 나이보다 어리게 보고 있다

는 뜻이구나! 내심 기분이 정말 좋았다.

젊음을 연장하는 유일한 방법은 노화에 크게 신경 쓰지 않고 늙는다는 것에 스트레스를 받지 않는 것이다. 나는 노화에 스트레스 받기보다는 자신을 항상 당연하게 젊은 20대처럼 여기고 또, 좀 늙어 보이더라도 신경 쓰지 않을 만큼 자신에 대한 존중이 있으면 된다고 생각한다. 나의 본질은 생명력 그 자체이지 늙음과 젊음으로 구분되지 않기 때문이다.

오늘 딸의 식사다.

- **아침** 채소볶음밥 1공기 반
- **간식** 오렌지 반 개와 커피 1잔(흑설탕 2작은술)
- **점심** 참치채소볶음밥 1공기 반
- **간식** 얼린 바나나 1개와 오렌지 반 개
- **저녁** 두부구이 3조각
- **간식** 딸이 직접 만든 연두부도넛 작은 것 3개와 커피 1잔(흑설탕 2작은술)

〈체중은 어제에 비해 500g이 감량된 63.7kg.〉

오늘의 나의 식사다.

- **아침** 현미 콩밥 ½공기에 삶은 양배추 1컵, 쌈장 조금
- **간식** 삶은 당근 4조각, 오렌지 1개, 커피 1잔(흑설탕 2작은술)
- **간식** 두부구이 반 모, 얼린 바나나 1개, 커피 1잔(흑설탕 2작은술)

· **점심**　채소볶음밥 1공기

· **간식**　오렌지 1개, 커피 1잔(흑설탕 2작은술)

· **저녁**　참치채소볶음밥 1공기

· **간식**　얼린 바나나 1개

〈체중은 어제에 비해 500g 감량됨.〉

오늘 식사의 문제점은, 아직도 다이어트 식단을 완벽하게 지키지 못했고 분량도 좀 많았고 특히 고추장을 넣은 채소볶음밥은 간이 강했다. 딸이 수제 연두부도넛을 만든 것에 대해서도 나는 못마땅했다. 빵을 사 먹는 것보다는 낫지만, 지금은 20일 카운트를 하고 있는 시점이라 시간이 많지 않기 때문에 내가 딸에게 잔소리해서 딸도 기분이 좋지 않았다.

오늘은 일요일이라 운동은 각자가 자유롭게 하거나 쉬어도 되는 하루로 허용했다.

나는 복부 운동만 간단하게 했고 딸은 운동을 쉬었다.

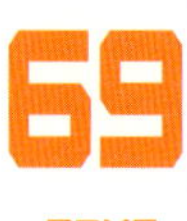

다이어트의 딜레마

오늘은 20일 작전 4일째, D-Day 17일이다.

막상 가장 강한 다이어트를 카운트다운을 해가며 시작했지만 생각보다 체중도 크게 감량되지 않은 듯하다.

다이어트의 딜레마에 대해서 생각해 본다.

빠른 감량을 위해서 굶자니 근육이 손실될 수 있고, 적당량을 먹으려고 하니 체중 감량의 속도가 크게 나지 않는다. 또한 갑자기 식사량을 줄여서 살을 뺀 후에는 다시 조금만 먹거나 예전 방식으로 먹어도 금방 살이 더 쪄버리는 역효과까지 나타난다. 이것이 바로 다이어트의 딜레마이다.

이것을 최소화하기 위해서는 안정적인 식사 방법이 필요하다.

그래서 콩을 넣은 현미밥 ½이나 ⅔공기에 각종 나물 반찬과 두부구이나 감자조림, 김 같은 한식을 하루에 두 번 먹고 나머지는 좋아하는 간식을 먹되 과일이나 채소 등으로 아주 소량 먹기로 하였다. 그러면 하루 평균 식사량은 1,200~1,500kcal 이하가 될 것이다. 이것을 기본으로 식사하면서 좀 더 많게는 하루

1,800kcal까지 먹고 운동은 포인트 운동으로 해 주기로 했다.

식사 재료를 다시 한번 짚어 보면 현미와 찹쌀현미를 1:1로 섞은 후 콩을 한 줌 넣고 물에 불려 밥을 한다. 고구마나 감자, 단호박을 삶거나 구워서 간식이나 조림 반찬을 한다. 시금치나 숙주나물, 콩나물 등 여러 가지 나물류를 준비하고 간식으로 제철 과일과 채소를 사용한다. 이 외에도 두부나 된장, 버섯, 여러 색상의 채소와 약간의 견과류 또는, 카레 가루로 카레를 가끔 만들어 먹는다. 들기름이나 참기름, 케첩이나 간장, 올리고당 등을 사용해 요리하면 좋다.

이 외에도 미역이나 김 같은 해조류와, 생선이나 조개 같은 해산물과 양질의 살코기와 달걀 등도 좋지만 채식 위주의 식단으로 기본을 잡아 보았다. 왜냐하면 영양 면에서 꼭 고기를 먹어야 단백질을 보충하는 것도 아니고 이미 우리 몸은 소량의 단백질로도 충분하며 매일 현미 채식을 했을 경우, 특별히 단백질이 부족하지 않기 때문이다.

피해야 할 식품으로는 여러 가지 가공식품과 백설탕, 정제된 소금, 패스트푸드와 밖에서 사 먹는 외식 중에서도 분식이나 길거리 음식 등이다. 중식 또한 높은 칼로리를 주의해야 하고 피자나 치킨과 뷔페에서의 식사도 아주 가끔씩만 허용하고 소량만 먹어야 한다. 내 경우, 지방은 곡물이나 콩, 채소에서 자연스런 형태로 충분히 섭취할 수 있으므로 견과류도 아주 가끔씩만 소량 섭취한다.

그러면 정답은 점점 더 좁혀진다.

좋은 음식으로 최대한 소량을 먹되 총 칼로리가 기초대사량보다는 약간 높아야 하고 칼로리는 하루 전체에 분산시켜야 한다. 마치 모델들처럼 하루에 기초대사량 정도나 그 이하로 겨우 먹을 정도까지는 아니더라도 평범한 몸에서 체지방만 조금 더 빼려면 이렇게 노력해 주어야 한다.

일차적으로는 정크 푸드와 외식을 줄이고 짜게 먹지 않도록 노력해야 한다.

이차적으로는 신선한 재료를 직접 시장을 봐서 최대한 단순하게 요리해 먹도록 노력해야 한다.

현미 생채식처럼 모든 것을 생으로 먹어야 하는 방식까지 하지 않아도 예전보다 더 건강해지고 자연스럽게 살이 빠질 것이다.

그러나 딸과 나는 먹고 싶은 음식을 먹으며 고집을 피우는 중이고 아주 치열하게는 하지 않고 있다. 아직까지도 가공식품이나 정크 푸드가 좋아서다. 나중에도 지금처럼 먹고 싶은 음식을 먹으면서 뺀 체중을 유지하고 싶기 때문이다.

오늘 딸의 식사다.

· **아침**　국화빵 5개, 블랙커피 1잔

· **점심**　두부구이 3조각, 감자조림 4조각, 숙주나물 반 접시, 현미밥 한 술

· **간식**　연두부도넛 3개, 단감 1개

〈체중은 전날보다 600g이 늘었다. 64.3kg.〉

오늘의 나의 식사다.

· **아침**　연두부도넛 2개, 커피 1잔(흑설탕 2작은술)

· **점심**　현미 콩밥 ½공기, 감자조림 4조각, 숙주나물 한 접시, 두부구

　　　　이 3조각

· **간식**　국화빵 3개, 커피 1잔(흑설탕 2작은술)

· **저녁**　 연두부도넛 2개, 두부구이 2개, 단감 1개, 블랙커피 1잔

〈체중은 전날보다 200g이 늘었다.〉

운동은 딸과 함께 와이드 스쿼트 30회와 삼두 40회,

스트레칭과 힙업 체조 30회 했다.

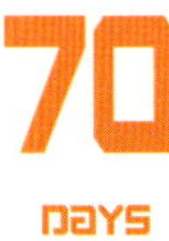

맛집 애호가를 위한 다이어트

D-Day 16일이다.

내일부터는 설 연휴가 시작되고, 오늘은 일대일 다이어트 컨설팅 약속이 있는 날이다. 사전 상담을 통해 그분의 다이어트는 무엇이 문제인지 이미 파악했지만, 오늘은 이 문제를 한번 생각해 보려고 한다.

딸도 그렇지만, 평소에 맛있는 음식을 꼭 먹어야 하는 사람들이 있다. 예쁜 디저트와 맛있는 빵과 맛집을 찾아다녀야 하고 훌륭한 요리를 잊을 수 없어서 다시 찾는 사람들이 많다. 이런 사람들한테 당장 그 모든 외식을 끊으라는 건 현실적인 처방이 아니라고 생각한다. 물론 이러한 식성을 가졌어도 항상 날씬한 몸을 유지하는 사람들도 많다. 하지만 그런 사람들의 일상을 자세히 살펴보면, 항상 요리를 하고 남을 챙겨 주는데도 불구하고 자신은 철저하게 음식의 분량을 신경 써서 먹으며 정해진 이상을 먹지 않는다.

그러므로 외식을 하게 될 경우, 외식을 그 날의 주된 메뉴로 정하

만약에 하루에 두 끼를 아주 화려한 외식을 해야 한다면 그때 한 번의 외식은 아주 가볍게 해야 한다. 한 끼의 포식은 포기하고 소스가 강하지 않은 샐러드나 과일과 차 위주로 먹어야 한다. 정말 먹고 싶은 메인 음식은 조금만 담아서 샐러드와 같이 먹는 방식도 괜찮다. 패밀리 레스토랑에서도 그렇게 식사할 수 있고 아무도 음식을 강제적으로 권하지 않을 것이다. 여유를 가지고 소량이라도 음식을 우아하고 느긋하게 즐기면서 정성을 다해 음식을 대한다면 아무도 당신이 다이어트를 하고 있다고 눈치채지 못할 것이다. 식사 모임이 비즈니스적인 모임이거나 사회적인 사교 모임일 경우, 또는 아주 개인적인 모임이라고 해도 마음만 먹으면 그렇게 식사를 할 수 있다.

명절 때도 마찬가지다.

집 안에서 세끼를 푸짐하게 차려 주시며 많이 먹으라는 어머니와 대화를 해야 한다. 감사하게 식구들과 먹기는 먹되 먹을 만큼만 덜어서 세끼를 먹고 다른 고칼로리 정크 푸드만 먹지 않아도 체중을 유지할 수 있다. 명절에 체중을 감량하기까지는 좀 무리일 것이다. 체중이 증가하지 않도록 유지만 잘 해도 관리가 되는 셈이다.

체중을 감량할 때 운동만 하면 살이 저절로 빠질 거라고 생각하면 안 된다. 운동은 몸 관리에서 없어서는 안 될 결정적인 요소가 되기는 하지만, 체중을 감량하려면 식사 내용과 운동량까지 전체적으로 관리해야 한다. 아무리 운동을 열심히 해도 식단에서 자신의 예전 습관을 돌아보지 않고, 운동했다는 심리적인 보상으로 과식하게 된다면, 살이 더 찔 수 있는 환경을 만들게 된다.

오늘 딸의 식사다.

· **아침**　단감 2개, 블랙커피 1잔, 곤약조림 100g

· **점심**　작은 참치캔 반 통, 밥 ½공기, 김 1장, 고추장 1작은술

· **저녁**　작은 크기의 수제 연두부도넛 5개

· **간식**　작은 크기의 초콜릿 1개

〈전날보다 체중이 400g 줄었다. 63.9kg.〉

오늘의 나의 식사다.

· **아침**　밥 ½공기, 숙주나물 1접시, 곤약조림 1접시, 연두부된장국 1공기

· **간식**　커피(흑설탕 2작은술), 단감 1개

· **늦은 점심**　다과회(호두과자 1개, 한과 5개, 말린 망고 2조각,

　　　　　　　믹스 커피 2잔), 보이차

· **늦은 저녁**　밥 ½공기, 숙주나물 1접시, 곤약조림 1접시

· **간식**　단감 1개, 작은 크기의 연두부도넛 1개

〈전날과 체중이 같다.〉

오늘 예약했던 컨설팅은, 약속 시간 1시간 전에 상대방으로부터 취소 통보를 받았다. 가끔 첫 컨설팅 약속을 할 때 이런 경우가 있다. 누구의 잘못이라기보다 상대방에 대한 나의 신뢰가 부족했을 때, 만남이 이루어지기에는 서로가 무르익지 않았을 때 그렇게 되는 것 같다. 나는 가는 도중에 방향을 틀어서, 마침 친구들이 모임을 하는 곳이 가까워 즉흥적으로 다과회에 참석했다. 덕분에 즐거운 시간을 보냈다.

오늘의 운동으로 딸과 나는 각각 크런치 30회와 와이드 스쿼트 30회를 했다.

71 DAYS

맛있게, 하지만 냉정하게 다이어트 하기

오늘은 D-Day 15일이다.

사람마다 입맛이 다르고 좋아하는 음식도 다르다. 같은 재료라도 요리 방식도 다르다.

그러나 언제까지 입맛만 탓할 수는 없다. 입맛을 순하게, 양념이 강하지 않은 재료를 즐길 수 있도록 점차 길들여야 한다. 그러려면 다이어트에 절실해지려는 마음이 있어야 한다. 건강과 아름다운 몸을 절실히 원하는 어떤 이유가 분명히 있어야 한다.

그리고 나에게 음식이 없다고 생각해 보자. 먹을 수 있는 음식이 채소와 고구마나 현미 같은 몇 가지 종류밖에 없다고 했을 때도 과연 당신은 음식에 까다로울 수 있을까? 먹을 수 있는 음식이 눈앞에 있다는 것만으로도 감사할 것이다.

나는 다이어트에서 몇 가지를 강조하고 싶다.

먹어도 살이 찌지 않는 안전한 음식이면서 건강까지 생각해야 한다. 또 단순한 요리법이지만 맛있게 먹을 수 있는 방식이면 좋겠다. 운동은 하루에 10~15분 이내로 하는 적당량의 운동이면 더 좋겠다. 그리고 다이어트 일정에 맞추지 않은 평생 할 수 있는 방식이어서 부담이 되지 않았으면 한다.

갑자기 살이 찔 염려도 없고 단기간에 엄청 빠질 일도 없지만, 과체중이나 비만인 사람이 이러한 방식으로 식습관을 바꾸면 체지방이 지속적으로 감량될 수 있다. 그리고 우리 모녀처럼 평범한 사람이 조금 더 모델 같은 몸으로 평생을 살려면 이 방식에서 조금 더 분량을 줄이고 하루 식사의 전체 칼로리를 맞추어 주려고 노력하면 된다. 또한 디저트나 정크 푸드를 먹고 싶거나 외식을 하고 싶을 때는 일주일에 한두 번 정도로만 최소화해주면서 전체적인 균형을 맞춘다.

오늘 딸의 식사다.

- **아침**　감 반 개, 고등어샌드위치(호밀식빵 2장, 양배추 샐러드, 그릴에 구운 고등어 한 토막), 블랙커피 1잔

- **점심**　수제 연두부도넛 중간 크기 3개

- **저녁**　호밀식빵 1장(얇게 바른 마요네즈에 참치캔 조금)

〈체중은 전날과 같은 63.9kg.〉

오늘의 나의 식사다.

- **아침**　밥 ¼공기에 연두부채소된장국 1그릇, 커피 1잔(흑설탕 2작은술)

- **점심**　고등어샌드위치(호밀식빵 1장, 양배추 샐러드, 그릴에 구운 고등어 한 토막), 블랙커피 1잔

- **· 간식**   찐 당근 4조각, 얼린 바나나 1개
- **· 저녁**   수제 연두부도넛 4개, 연한 채소된장국 1공기
- **· 간식**   커피 1잔(흑설탕 2작은술)

〈체중은 전날과 같다.〉

이 중에서 가장 맛있게 먹은 음식은 고등어샌드위치다. 고등어가 아닌, 연어나 대구 등을 그릴에 구워서 사용해도 된다. 고등어는 튀기는 대신에 굽는 방식으로 해서 칼로리를 줄였다. 얇게 썬 양배추 한 줌과 당근, 양파를 소금에 10분간 절인 후 물에 헹궈 꼭 짜낸 다음에 마요네즈 2큰술과 식초 반 큰술, 꿀이나 설탕 2작은술을 넣고 버무린 후 굽지 않은 호밀식빵 위에 고등어를 올리고 그 위에 얹으면 완성이다. 나는 요즘 채식을 위해 생선도 조금씩 줄이고 있던 터라 오랜만에 먹은 생선이었다.

우리밀로 만든 수제 연두부도넛은 딸이 만들었다. 우리밀 통밀가루를 사용하면 섬유질이 많아지고 정제 밀가루보다 훨씬 영양 가치가 높아진다.

밀가루 음식을 먹으면 소화가 잘 안 되는 사람도 많을 것이다. 밀가루에 포함된 불용성 단백질 성분인 글루텐(Gluten)은 음식의 맛을 내고 쫄깃하게 하지만 소화 장애를 일으키기도 한다. 특히 유전적으로 글루텐 알레르기를 가진 사람은 셀리악병(Celiac disease)이 발병하기도 하는데, 주로 미국인과 유럽인에게 많이 관찰되고 한국인에게는 희귀하다. 이 병에 걸리면 글루텐 알레르

기로 인해 장의 융모 구조가 파괴되어 흡수가 잘 되지 않아 잦은 설사를 하고 심할 경우 영양 부족으로 사망하게 되지만, 글루텐을 섭취하지 않으면 문제없이 건강하게 살 수 있다. 글루텐은 소화가 힘들어 아토피에도 좋지 않기 때문에 여러모로 밀가루 음식은 먹지 않는 것이 좋다. 더욱이 정제된 밀가루가 수입될 때 방부 처리를 거치고, 빵이나 과자로 만들어지는 과정에서 또다시 가공 처리되니 인체에 해롭기만 하다.

글루텐 알레르기도 없는데 무작정 밀가루 음식을 끊는다는 것은 현실성이 없어 보인다. 우리밀 통밀빵을 구입하거나 통밀을 사용해서 버터를 넣지 않은 담백한 빵을 집에서 직접 만들어도 좋다. 밀가루 대신에 메밀을 사용한다거나 쌀가루를 사용할 수도 있다.

오늘의 운동은 각각 삼두 30회와 힙업 운동 30회, 골반 스트레칭과 복부 운동을 20회씩 했다.

· **트라이셉스 익스텐션 :** 삼두 근육 다듬기

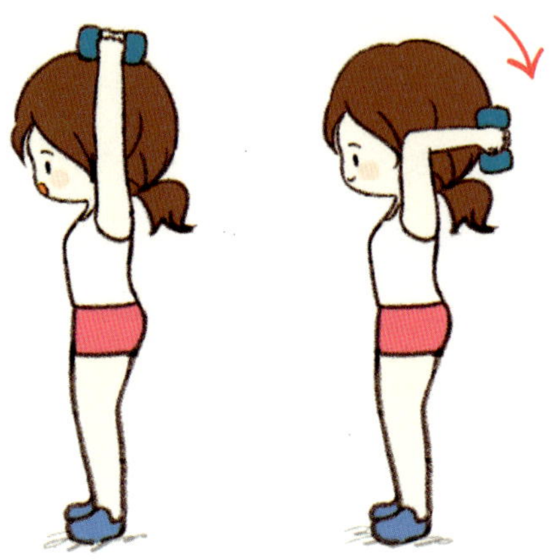

팔의 늘어진 부분을 탄탄하게 만들어 주는 운동이다.

덤벨 1.5~2kg을 들고 머리 위로 올렸다가 아래로 천천히 내린다.

(양쪽 번갈아 10회씩 3세트)

72 DAYS

다이어트 성공적으로 망하기

오늘은 D-Day 14일이다.

애초에 이 프로젝트는 트레이너인 나의 다이어트 인생을 한번 정리해 보면서, 트레이너 일을 같이하게 된 딸이 모델을 해 주고, 풀리지 않는 다이어트 현실에 대해 허심탄회하게 이야기하는 모녀 트레이너의 협동 작품이다.

나는 10대 이전부터 소아 비만이었다. 내가 비만인지도 모른 채 10대를 지나다가 어느 순간 친구들과 다른 내 모습을 깨닫고 좌절했던 기억이 생생하다. 여고 시절에는 허리를 졸라맨, 유독 가느다란 허리를 강조한 교복을 입어야 했는데 교복은 나의 뚱뚱한 몸매만 드러내었고 나는 모욕감을 느껴야 했다. 그나마 2학년 때부터 교복 자율화가 시행되어 얼마나 다행이었는지 모른다.

대학 시절부터 나는 온갖 다이어트에 돌입해 제법 살도 빼게 되었다. 그 과정에서 나는 체육학에 매료되어 체육학과 대학원에 진학해서 졸업하고 다이어트 분야 일을 하기에 이르렀다.

사람들이 자주 행하는 다이어트의 기본 시나리오는 보통 다음과 같다.

> 1. 자신이 뚱뚱하다고 자각한 후 문제점을 인식하게 된다.
>
> 2. 다이어트를 하기로 굳게 결심하고 한 달 또는 3개월에 얼마를 빼겠다고 독하게 마음먹는다.
>
> 3. 가장 매력적인 방법을 선택하고 독한 다이어트에 돌입한다.
>
> 4. 도중에 지치고 힘들어 한두 번 무너진 후에는 다시 휴식기를 가지거나 잠정적으로 체중 감량을 포기하게 된다.
>
> 5. 위의 방식을 여러 번 반복하다가 결국은 건강하게 한 달에 1~2kg 정도로 꾸준히 빼는 장기간 다이어트를 시도하게 된다.

다 그렇지는 않지만 보통은 이러한 시나리오로 다이어트가 진행된다.

항상 가장 유행하는, 가장 단기간에 눈에 띄게 달라지는 방식으로 시도하고 짧은 기간에 많은 체중을 빼려고 마음먹는다. 그러나 이 일이 쉽지 않으니 소수의 사람만 성공하게 되고, 그 사람은 새로운 인생을 살게 된다는 이야기로 마무리 된다.

그러나 이와는 다른 성공 시나리오도 있다. 아주 정상적이고 건강한 방식이다. 자연스러운 식재료를 기본으로 하고 조리법을 굽거나 찌거나 날것으로 하는 건강한 방식일 뿐만 아니라, 필요하다면 약간의 튀김 방식을 사용하거나 향신료를 사용하기도 한다.

전 세계의 다이어트 전문가가 공통적으로 말하는 건강한 다이어트 방식에는 누구도 부정할 수 없는 일정한 공식이 있다. 무척 간단하다.

1. 가공하지 않은, 자연에서 난 신선한 식재료를 주식으로 먹는다.
2. 분량은 하루 권장량 이상을 넘기지 않거나 1,200~1,800kcal 정도를 먹는다.
3. 영양소 파괴를 줄이는 조리법을 택하고 불필요한 칼로리가 추가되지 않도록 튀기거나 간이 강하고 자극적인 양념을 피한다.
4. 개인에게 맞는 적당량의 건강한 방식의 운동을 한다.

그 어떤 전문가도 처음부터 위밴드 수술을 권하거나 하루 종일 주스만 마시라고 하지 않을 뿐만 아니라 단식을 권하지도 않는다. 아주 극단적으로 고기만 먹으라고 하지 않을 뿐만 아니라 생식만 하라고도 하지 않는다.

좀 더 세밀하게는 버터와 기름과 설탕이 듬뿍 든 빵이나 전 세계의 공장에서 생산된 과자나 트랜스지방과 방부제와 화학첨가물이 들어간 여러 가지 가공식품들을 우선적으로 피하라고 한다. 이렇게 건강한 다이어트 방식은 아주 상식적이고 단순하다.

이번 다이어트 프로젝트에는 이러한 식단을 완벽하게 지킬 수는 없더라도 어떻게 하면 성공적으로 벗어날 수 있는지에 대한 고민을 담았다. 완벽하게 지킬 수는 없지만 지키려고 애쓰는 모습을 담았고, 그래도 조금씩 해 나가다 보니 어느덧 목표에 다다르게 되었다는 메시지를 전하고 싶었다.

하루하루 아주 조금만, 성공적으로 망하다 보니 그것 자체가 이미 성공이었다. 완벽한 몸이 안 되었다고 해도 한 만큼 건강해지고 체지방이 감량되어서 가벼워졌으면 성공인 셈이다.

그리고 성공의 기준은 남이 아니라 나 자신이 정하는 것이다. 어쩌면 이 부분이 내가 빠져나갈 구멍인지도 모르겠지만.

오늘 딸의 식사다.

정말 확실하게 망한 케이스의 식단이지만 기록하고 계속해 나가는 데 의의를 두기로 했다.

· **아침**　고등어샌드위치(호밀식빵 1장, 튀긴 고등어 한 토막, 양배추 샐러드), 사이다 1잔

· **점심**　집에서 만든 수제 고로케 2개

· **간식**　비스킷 1봉지 78g(400kcal), 초코칩쿠키 1봉지 69g(345kcal), 작은 요구르트 5개

· **간식**　플레인요거트 1개

〈체중은 어제와 같다. 63.9kg.〉

오늘 나의 식사다.

· **아침**　수제 연두부도넛 1개, 삶은 당근 4조각, 커피 1잔(흑설탕 2

　　　　작은술)

· **점심**　곤약떡볶이 1인분(떡국떡 반 줌, 곤약 160g, 양배추와 양파 조

　　　　금, 고추장 1큰술 반, 올리고당 반 큰술)

· **저녁**　고등어샌드위치(호밀식빵 1장, 튀긴 고등어 한 토막, 양배추 샐

　　　　러드)

· **간식**　귤 중간 크기 6개, 수제 고로케 2개

〈체중은 어제와 같다.〉

오늘의 운동은 힙 브릿지 10회와 크런치 50회, 간단한 스트레칭

으로 마무리했다.

운동 Tip

· **힙 브릿지** : 힙업에 골반 교정까지

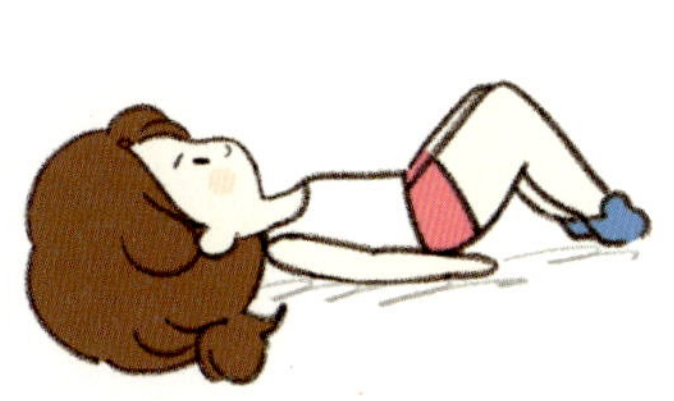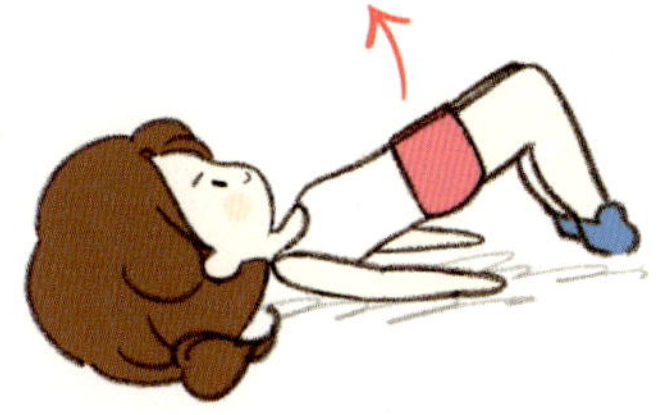

무릎을 세운 후 바닥에 눕는다. 천천히 엉덩이를 들어 올렸다가

내린다. (천천히 5회 3세트)

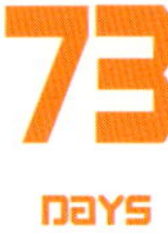

과식을 부른 떡국

오늘은 D-Day 13일이다.

어제 식단의 비스킷 1봉지와 초코칩쿠키 1봉지의 칼로리를 합하니 무려 745kcal였다. 게다가 정제 밀가루와 트랜스 지방과 설탕과 소금이 주성분을 이룬다. 좋은 건 하나도 없다.

내가 좋아하는 과일로 이 정도 열량을 먹으면, 작은 귤 하나인 100g이 39kcal이므로, 귤 19개를 한번에 먹는 것과 같다. 그뿐만 아니라 트랜스지방 대신에 비타민C와 섬유질을 섭취할 수 있어서 몸에도 이롭다.

문제는 각자의 입맛과 굳어버린 식습관이다. 딸은 바삭거리는 비스킷과 달콤한 초콜릿이나 초코칩쿠키를 대신할 맛있는 간식이 없다고 생각한다. 이럴 때는 어쩔 수 없다. 끊지 못할 바에야 줄이는 것이 낫다. 매일매일 습관처럼 먹으면서 끊기를 포기한 자신을 자학하면서 폭식하는 것보다는 낫다고 본다. 조금씩 지켜나가다 보면 미래의 어느 날, 이러한 음식 대신에 자연에서 난 통밀이나 과일과 채소를 활용해서 좀 더 맛있는 음식을 만들어 먹을 궁리를 하게 되고 직접 요리하게 될 것이다.

오늘 딸의 식사다.

- **아침** 떡국 1그릇, 요구르트 작은 크기 1개
- **간식** 아이스크림콘 1개, 블랙커피 1잔
- **점심** 김밥(밥 ½공기, 달걀 반 개, 양파당근볶음), 맑은 양배추된장
  국 ½그릇
- **간식** 커피 1잔(흑설탕 2작은술)
- **저녁** 김밥(밥 ½공기, 달걀 반 개, 양파당근볶음)

〈체중은 전날보다 400g이 늘었다. 64.4kg.〉

오늘의 나의 식사다.

이번에는 내가 망한 케이스다. 설날에 내가 끓인 떡국을 스스로

이기지 못했다. 특별히 카운트다운 하고 있는 다이어트 중인데

큰일 났다.

- **아침** 숙주나물비빔밥(밥 ½공기, 숙주나물 1접시, 고추장 반 큰술)
- **간식** 고로케 1개, 커피 1잔(흑설탕 2작은술)
- **간식** 귤 1개, 커피 1잔(흑설탕 2작은술)
- **점심** 떡국 1그릇, 커피 1잔(흑설탕 2작은술)
- **간식** 아이스크림콘 1개
- **저녁** 떡국 1그릇, 커피 1잔(흑설탕 2작은술)
- **간식** 삶은 병아리콩 ½컵

〈체중은 전날과 같다.〉

딸은 힙 브릿지 20회와 복부 운동 30회를 했다.

나는 강아지와 산책하고 난 뒤 집에서 복부 운동 50회와 힙업 운동 3세트를 했다.

날씨가 마치 봄날같이 따스해서 우리 강아지가 무척 행복해한 산책이었다.

생리 전, 운동도 평소처럼 하고 특별히 과식하지 않았는데도 체중이 1~3kg 증가했다면?

생리 시작 전 일주일은 황체 호르몬인 프로게스테론의 영향으로 신진대사가 느려지고 체내 수분 축적으로 체중이 증가하지만, 생리가 끝날 때쯤이면 체중은 자연스럽게 회복된다.

황체기에는 체중이 약간 증가하더라도 상심하지 말고 무리한 운동보다는 가벼운 운동을 하고 과식에 주의하며 자신이 정한 건강 식단을 평상시대로 꿋꿋하게 지키면 된다.

만약 하루 1,200~1,500kcal를 섭취하는 다이어트 중이라면, 토마토나 고구마, 채소, 소량의 견과류 등 영양이 풍부한 음식으로 약 300kcal 정도를 추가해서 하루 1,500~1,800kcal 정도로 섭취량을 늘려 기분 전환을 해 주어도 좋다.

생리가 끝나면서 신진대사가 높아지고 난포 호르몬인 에스트로겐의 영향으로 체중이 회복될 뿐만 아니라 더욱 효율적인 감량이 일어나게 되어 생리 중의 노력에 대해 충분히 보답을 받게 된다.

74 DAYS

소식하겠다고 결심만 하는 나

D-Day 12일이다.

딸은 지금까지 3.1kg이 빠졌고 나는 시작 때보다 2kg 정도가 빠졌다.

오늘은 지금까지의 작전을 재점검해 보기로 했다.

그동안은 예전의 방식에서 조금만 더 주의해서 먹었거나 약간만 줄였다면 지금부터는 의식적으로 계획해서 식사하려고 한다.

우선은 다이어트 당사자가 평소에 좋아하는 음식으로 기름기를 뺀 식사를 하려고 한다. 딸은 밥보다는 빵이나 과자 종류를 좋아하기 때문에 밥 대신에 호밀빵샌드위치를 두 번에 나눠서 먹고 간식으로는 샐러드와 소량의 과일 종류로 먹기로 했다. 호밀빵은 GI지수가 낮고 식이섬유가 풍부해 변비에도 좋다. 나는 딸과 거의 똑같이 먹지만 밥을 더 좋아하고 한식 나물류와 반찬을 좋아하기 때문에, 빵을 한 번 줄이고 미역무침과 나물 등으로 현미밥 ½공기를 추가하려고 한다.

호밀빵샌드위치는 채소오믈렛과 양배추 샐러드를 넣는 방식으로 하고 마요네즈 대신에 수제 연두부마요네즈를 만들어 사용하기로 하였다. 저지방 고단백의 병아리콩 샐러드도 준비할 계획이다. 지금부터 앞으로 12일간은 위의 식단을 잘 지켰는지 기록하고 계획에서 벗어나거나 약간의 변형된 식단까지도 기록할 예정이다. 그야말로 지금까지는 해 보지 못했던 가장 난코스에 돌입하려고 한다. 극단적인 소식을 마치 모델처럼 꾸준히 유지해 본 적은 없기 때문이다.

오늘 딸의 식사다.

- **아침**　수제 연두부도넛 5개, 블랙커피 2잔
- **점심**　삶은 병아리콩 ½컵
- **저녁**　김밥(밥 ⅔공기, 소금을 넣지 않은 달걀 지단 1장, 고추장 양념 1작은술)
- **간식**　연두부도넛 1개, 커피 1잔(설탕 2작은술)

〈체중은 어제보다 400g이 줄었다. 64.0kg.〉

오늘의 나의 식사다.

- **아침**　커피 1잔(흑설탕 2작은술), 얼린 바나나 1개
- **간식**　커피 1잔(흑설탕 2작은술), 삶은 병아리콩 ½컵
- **점심**　연두부된장국 1공기에 밥 두 큰술 정도
- **간식**　커피 1잔(흑설탕 2작은술)
- **저녁**　수제 연두부도넛 5개, 커피 1잔(흑설탕 2작은술)

· 간식　삶은 병아리콩 ½컵, 수제 연두부도넛 1개

〈아침 공복에 잰 나의 체중은 어제의 떡국의 여파로 700g이 늘었다.〉

오늘도 아침에 굳게 결심한 것과는 다르게 메뉴가 엉망이 되어버렸다.

아침에 시장을 보러 갔어야 했는데 그만 게으름을 부리다가 결국은 양배추 샐러드와 호밀빵샌드위치 대신에 수제 연두부도넛을 만들어 먹고 말았다. 딸과 나는 요즘, 담백한 수제 연두부도넛에 너무 빠져 있다.

다행인 건 아침에 엄청 굳은 마음을 먹어서인지, 하루 전체 분량은 조절을 잘한 것 같다.

오늘의 운동은, 허리가 약간 아프다는 딸을 위한 스트레칭과 상체 근육을 위한 슈퍼맨 자세 5회씩 3세트, 큰 걸음 걷기 유산소 운동을 30회 했다. 트레이너가 된 지 얼마 안 된 딸은, 어쩌면 일반인과 맞먹거나 일반인보다 체력이 약할 수도 있기 때문에 조금의 운동량이 아주 큰 분량으로 다가올 수도 있다.

나는 스쿼트를 50회, 복부 운동을 50회 했다. 딸과 함께한 스트레칭도 포함된다.

75 DAYS

행복을 불러오는 비밀 레시피

오늘은 D-Day 11일이다.

나는 생각할 수 있고 나는 마음이 있다.

나의 마음에 의해서 나는 나 자신을 위대한 한 사람으로 만들 수 있다. 다른 사람이 나를 보는 시선은 그들의 선입견일 뿐이다. 나는 나의 마음에 의해서 나를 다시 알뜰하게 귀한 사람으로 꾸려나갈 수 있다.

나의 미래의 계획이나 꿈은 유명해지거나 돈을 엄청 버는 것이 아니다. 물론 유명해지거나 돈을 엄청 벌어도 나쁠 건 없다. 하지만 그런 것보다 중요한 것은 당장 만족하고 행복하고 평화롭게 사는 일이다.

나는 지금까지 아주 열심히 게으르게 살았다. 나를 탐구하고 나를 소소하게 행복하게 해 주는데 우선권을 두었지 나를 피곤하게 하면서까지 돈을 모으는 데 시간을 투자하지는 않았다.

이 과정에서 현실이 힘들어 가끔 결핍을 느끼기도 했다. 거의 모두가 그러는 것처럼 우선적으로 경제사정이 나아지면 내가 행복해지고 모든 것이 완벽해지리라고 생각했던 것이다. 또는 돈이 아니라 권력이나 명예, 인기를 얻거나 창작을 하는 것 등등으로 행복해지리라 여기기도 했다.

이러한 것들이 나쁘다는 게 아니라 순서를 바꾸어야 한다고 생각한다. 그래야만 내가 그 과정에서도 충분히 행복하게 되고, 행복한 사람에게 또다시 행복이 오게 된다.

이 책에서 말하는 다이어트도 나 자신의 행복과 평화를 위한 것이지, 나를 들볶는 용도가 절대 아니다.

우리 모녀는 음식을 보면 흥분하는 편이다. 그만큼 음식 먹는 것을 즐기고 좋아한다.

그러면서도 멋진 비키니 몸매를 보면 또 흥분한다.

그러니 음식을 잘 먹으면서도 비키니를 입을 수 있는 정도까지는 되자!

나는 항상 모델 몸매까지는 아니어서 아쉬웠다. 지금도 좋지만, 모델 몸매까지 되고 싶다. 아주 힘들게 운동은 안 하면서도 일상식에서 좋은 음식으로 즐겨 먹으면서 모델 몸매가 되고 싶다.

그리고 다이어트가 행복하고 즐거운 일이었으면 좋겠다. 한 가지를 과감히 희생하더라도 말이다. 그 희생이란 예전보다 좀 더 세심하게 식단 관리를 하면서 한 끼 분량의 절반 정도는 양보하는 것이다.

오늘 딸의 식사다.

· **아침**　호밀빵샌드위치(달걀 ½개를 사용한 채소오믈렛과 양배추 샐

러드), 블랙커피 1잔

· **간식**　작은 크기의 고구마 1개

· **점심**　비빔밥(현미밥 ¼공기, 숙주나물과 시금치나물 조금)

· **간식**　삶은 병아리콩 ½컵

· **저녁**　호밀식빵 1장, 블랙커피 1잔

· **간식**　삶은 병아리콩 ½컵

〈요즘의 체중은 제자리걸음에서 앞뒤로 1보씩 전진과 후퇴를 반복하고 있다. 64.3kg.〉

오늘 나의 식사다.

· **아침**　커피 1잔(흑설탕 2작은술), 삶은 병아리콩 1컵, 연두부도넛 1개

· **간식**　커피 1잔(흑설탕 2작은술), 삶은 병아리콩 ½컵과 삶은 당근 4조각

· **점심**　호밀빵샌드위치(호밀식빵 1장, 달걀 ½개를 사용한 채소오믈렛과 양배추 샐러드), 삶은 병아리콩 반 컵

· **간식**　작은 크기의 고구마 1개, 블랙커피 1잔

· **저녁**　나물비빔밥(현미밥 ¼공기에, 숙주나물과 시금치나물 1접시, 고추장 2작은술)

· **간식**　삶은 병아리콩 ½컵과 삶은 당근 4조각, 커피 1잔(흑설탕 2작은술)

〈체중은 하루 만에 원상태로 돌려놓아서, 1kg이 다시 내려감.〉

병아리콩 두 공기에 제철 당근 한 개를 함께 삶았더니 맛이 달고 더욱 풍미가 좋아져서 하루 종일 병아리콩을 먹었다. 다행히 저

지방 고단백이라서 체중을 그대로 유지했다.

운동은 각각 크런치 30회와, 힙업 운동 30회를 실시했다.

76 DAYS

질적인 음식으로 승부하라

오늘은 D-Day 10일이다.

딸의 식사다.

- **아침** 커피 1잔(흑설탕 2작은술), 현미밥 ½공기, 연두부양배추된장국 1공기, 김 반 장, 채소오믈렛(달걀 1개, 양배추, 당근, 양파 조금)
- **점심** 호밀식빵 1장, 양배추 샐러드 1접시, 커피 1잔(흑설탕 2작은술)
- **간식** 중간 크기의 고구마 1개
- **저녁** 호밀식빵 1장, 해물부침개 1장(우리밀 통밀가루, 오징어, 양파, 양배추, 대파, 연두부, 마늘)

〈체중은 어제와 같은 64.3kg.〉

나의 식사다.

- **아침** 커피 1잔(흑설탕 2작은술), 삶은 병아리콩 1컵
- **점심** 현미밥 ½공기, 연두부양배추된장국 1공기, 김 반 장, 채소오믈렛(달걀 1개, 양배추, 당근, 양파 조금)

· **간식**　얼린 바나나 1개, 작은 크기의 생고구마 1개, 삶은 병아리콩 ½컵

· **간식**　호밀식빵 1장(양배추 샐러드), 커피 1잔(흑설탕 2작은술)

· **저녁**　현미나물비빔밥 1공기(시금치나물, 숙주나물)

〈체중은 어제와 같다.〉

이제 카운트다운을 10일 남겨 두고 있다.

매일매일 다이어트 중이어도 진전은 더디게 느껴지는 것이 일반적인 다이어트의 현실이다. 그러니 식사는 항상 최선의 선택이어야 하고, 최고로 먹고 싶은 음식 중에서 골라야 만족감이 생기고 정신적으로도 허기지지 않게 된다.

또한 모델 같은 몸은 소식을 해야만 유지가 가능하다. 소식은 하루의 음식이 제한될 수밖에 없기 때문에, 그 음식들이 얼마나 자연에서 난 신선한 것이고 영양이 충분한지에 따라 몸의 건강과 라인이 달라진다. 그래서 소식할수록 함부로 음식을 먹을 수가 없다. 조금이라도 더 먹을 수 있거나 음식에 자유로우려면, 저칼로리면서 자연에서 난 영양이 듬뿍 든 통곡물류와 채소와 과일을 고를 수밖에 없다.

운동으로는 딸과 함께 복부 운동 50회와 힙업 운동 30회를 하고, 스쿼트를 30회 했다.

77 DAYS

인생은 편집이 아니라 생방송

D-Day 9일이다.

오늘은 모 방송사에서 운동에 대한 인터뷰를 요청한 날이어서 아침부터 딸과 함께 준비하느라 바빴다. 간단한 운동 한 가지로 힙업이 되고 신체의 큰 근육인 허벅지와 엉덩이, 등과 코어 근육까지 운동이 된다는 내용이다. 많은 운동보다는 분량이 적더라도 꾸준히 근력 운동을 하면 몸을 가꿀 수 있다는 평소의 내 생각과 일치한 부분이 있어서 출연에 응했다.

찍는 동안에 말이 수월하게 이어지지 못하고 중간에 자꾸 끊겨 걱정되었다. 너무 잘하려고 하다 보니 생긴 실수였던 것 같다. 어쨌든 재미있었던 하루였다.

오늘 딸의 식사다.

- **아침**   현미김밥 1개(현미밥 ½공기, 고추장 조금, 김 1장)
- **간식**   초콜릿 1개(작은 크기 통째로), 유자차 1잔
- **점심**   핫초코 1잔, 치아바타 2조각, 다쿠아즈 1개
- **간식**   붕어빵 3.5개

· **저녁**　카레 1공기, 밥 ⅓공기

〈오늘 아침 공복 시 체중은 어제와 같다. 64.3kg.〉

나의 식사다.

· **아침**　김밥 1개(현미밥 ⅓공기, 고추장 조금, 김 1장)

· **간식**　캔커피 1개

· **점심**　아메리카노 1잔, 치아바타 3조각

· **간식**　붕어빵 2개

· **저녁**　카레 2공기, 밥 ⅓공기

〈체중은 전날과 같다.〉

오늘은 대중교통을 이용한 장거리 여행과 운동 시범, 새로운 사람들과의 만남 등으로 에너지를 많이 썼다.

하지만 결국 인터뷰는 방송되지 못했다. 아무래도 담당자에게 내가 말한 중요한 부분은 편집하지 말라고 당부해서인 것 같다. 나는 한 가지 운동을 하루에 3분에서 5분 한다고 몸이 극적으로 달라지기는 어렵고 결국은 음식이 다이어트에서 더 큰 비중을 차지한다고 말했다.

그래도 나중에 문제가 되는 것보다는 차라리 방송이 안 되는 편이 훨씬 낫다고 생각한다. 내가 말하고 싶은 부분은 나가지 않고 엉뚱한 말만 편집되어서 내가 마치 그렇게 주장하는 것처럼 되면 안 되기 때문이다.

인생은 편집이 아니라 생방송이고, 한 번 일어난 역사는 고칠 수
가 없기 때문에 있는 그대로 속 편하게 살아야겠다고 생각해 본
특별한 하루였다.

78
DAYS

미래를 그리워하다

D-Day 8일이다.

앞으로 내가 하고 싶은 일은, 꾸준히 다이어트를 지도하고 딸과 함께 텃밭이 있는 작은 농가를 편리하게 개조해서 주말 다이어트 캠프를 운영하며 동물들과 같이 지내는 것이다. 닭을 키워서 달걀을 얻고 채소를 키워서 신선하게 먹고, 겨울에는 김장도 할 예정이다. 어쩌면 장 담그기까지 할지도 모른다. 아니면, 서울의 시골 분위기가 나는 동네도 괜찮다고 생각한다. 나는 앞으로 다이어트 강연에 비중을 둘 생각이기 때문에 교통이 편리하면 더 좋을 것 같다.

마당 주위에는 여러 종류의 과일나무를 키우고, 마치 정원 카페처럼 마당에서 채소와 해물 바비큐와 식사를 할 수 있는, 누구나 찾아오고 싶은 장소가 되면 좋겠다. 아니, 내가 먼저 오래된 친구들을 초대해서 밥을 해주고 싶다.

하지만 아파트에서 딸과, 12년 넘게 키우고 있는 강아지 한 마리와 매일 맛있는 다이어트 음식을 해 먹고 있는 지금의 현실도 나는 아주 좋다. 지금 이 시간도 미래에는 어떤 돌아갈 수 없는 아름다운 추억이 될 것이 분명하다. 어떤 때는 과거를 회상하고 미래를 계획하느라 지금 당장의 행복을 놓칠 수가 있겠다는 생각에 정신이 번쩍 들기도 한다. 미래의 나보다는 아직 젊고 과거의 고생했던 나보다는 조금 더 안정적일 수 있는 현실은 외면하고 보다 더 나을 것 같은 미래만 막연히 생각하면서 시간을 허비하고 싶지는 않다.

오늘 딸의 식사다.

· **아침**　오징어덮밥(밥 1공기, 파, 양배추, 오징어 100g, 고추장 1큰술, 설탕 1작은술)

· **간식**　블랙커피 1잔

· **점심**　수제 연두부도넛 3개, 블랙커피 1잔

· **간식**　얼린 바나나 1개

· **저녁**　현미밥 ½공기, 김 1장, 시금치나물

· **간식**　수제 연두부도넛 2개, 블랙커피 1잔

〈체중은 어제와 같다. 64.3kg.〉

오늘 나의 식사다.

· **아침**　삶은 병아리콩 1컵, 커피 1잔(흑설탕 2작은술)

· **간식**　얼린 바나나 1개

· **점심**　삶은 병아리콩 1컵, 카레 2공기, 커피 1잔(흑설탕 2작은술)

· **간식**　커피 1잔(흑설탕 2작은술)

· **저녁**　수제 연두부도넛 3개, 블랙커피 1잔

· **간식**　병아리콩 ½컵

〈어제 활동량이 많아서인지 아침 공복의 체중은 전날보다 500g 감소했다.〉

딸과 함께 와이드 스쿼트를 10회 3세트 했다. 골반 안정을 위한 스트레칭도 함께 해 주었다.

· **골반 안정화 스트레칭 :** 좌골신경통 예방, 골반 교정과 유연성 향상

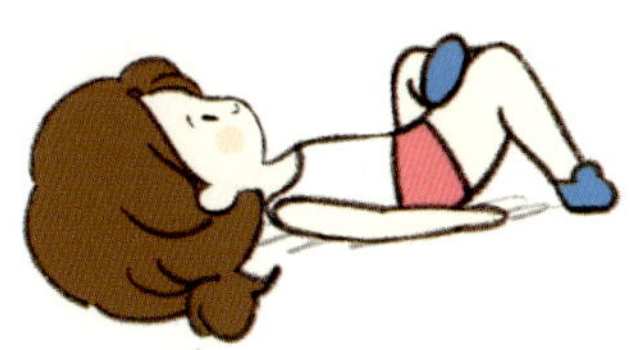 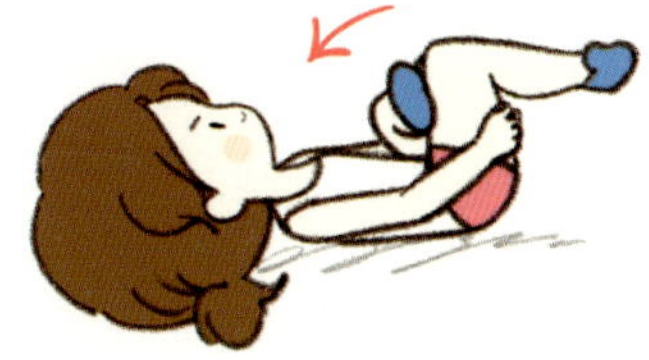

바닥에 누워 왼발을 오른쪽 무릎에 올린다.

양손으로 오른쪽 허벅지를 안쪽에서 깍지 껴서 잡고 가슴 쪽으로 당긴다.

오른발도 실시한다.

(한쪽씩 번갈아 3회~5회)

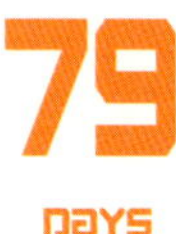

꽉 끼었던 청바지가 헐렁해졌다!

D-Day 7일.

이 프로젝트가 벌써 7일밖에 남지 않았다.

요즘도 식사량을 엄청나게 줄인 것도 아니고, 운동도 부분 운동으로 10분 이내에서 하고 있을 뿐 특별히 더 하지는 않았다. 다만, 예전의 과식 습관을 버렸고 정크 푸드 또한 조금 줄이는 방식으로 하고 있을 뿐이다. 체지방을 조금 더 감량하기 위해서 되도록 좋은 음식을 단순한 요리법으로 먹으려고 노력했다.

오늘 아침에 일어나 예전에 입었던 청바지들을 꺼내 입어 보니 꽉 조였던 바지가 딱 맞았고, 맞았던 청바지는 공간이 생길 정도로 헐렁해졌다. 뭔가 변화는 일어났다. 딸도 외관상으로 조금 더 날씬해졌고 실제로도 체중 변화가 있었다.

딸은 아직도 어리광쟁이다. 이번 프로젝트에서 자신이 다이어트를 정말로 열심히 했다고는 생각하지 않는단다. 나는 순간 할 말을 잃고 멍해졌다. 가끔 회원 중에는 살을 너무 쉽게 빼는 것 같아서 좀 더 강한 운동과 같은 뭔가를 요구하는 분도 있다.

상대방이 쉽게 느끼게 하기 위해서 내가 얼마나 노력하는지 알기

나 할까? 나는 딸의 말이 약간 서운했다.

딸은 단지 밤에 컴퓨터를 하면서 자주 먹었던 초콜릿을 줄였고 매일 먹던 과자는 아예 끊다시피 했을 뿐이다. 딸이 과자가 생각나지 않도록 내 나름대로 과일 등으로 대체해 간식을 준비해 주었다.

나는 과식을 피하고 전체적인 식사 분량을 10~20% 정도 줄였다. 물론 과자나 빵 종류와 라면을 멀리했다. 정 먹고 싶을 때는 가끔 한 번씩 먹었다. 딸과 달리 나는 정말 힘들었다. 지금의 체중을 유지하기도 어려운데 조금 더 체지방을 빼는 다이어트를 한 것이다.

나는 어렸을 때부터 식탐이 많았다.

거기다 날씬하고 아름답게 젊게 사는 것에 대한 열망도 그만큼 강한 편이다. 오죽했으면 20대 후반에 평생 날씬하게 살려면 체육 계열의 일을 하는 것이 좋겠다는 생각을 했을까.

이 일에 열정이 있어서 다행이다. 열정이 있었기 때문에 힘들어도 포기하지 않았고 다시 일어날 수 있었던 것 같다.

오늘 딸의 식사다.

· **아침**　오징어덮밥(현미밥 1공기, 오징어 100g, 양파, 파, 고추장 1큰술)

· **점심**　팥빵 ½개, 피자빵 1개, 귤 1개, 블랙커피 1잔

· **간식**　찐 감자 2개

· **저녁**　단호박식빵 ½장, 찐 감자 1개, 찐 단호박 150g

〈오늘 아침 공복의 체중은 어제와 같은 64.3kg.〉

오늘 나의 식사다.

- **· 아침**　커피 1잔(흑설탕 2작은술), 밥 ⅔공기, 김
- **· 간식**　커피 1잔(흑설탕 2작은술), 얼린 바나나 1개
- **· 점심**　오징어덮밥(현미밥 1공기, 오징어 100g, 양파, 파, 고추장 1큰술)
- **· 간식**　커피 1잔(흑설탕 2작은술), 단호박식빵 ½장, 단팥빵 ½개
- **· 간식**　귤 6개
- **· 저녁**　찐 단호박 200g

〈체중은 어제보다 200g 줄었다.〉

딸은 와이드 스쿼트를 10회 3세트 했고,

나는 사이클 크런치 50회와 힙업 운동을 10회 3세트 했다.

운동 Tip

· 사이클 크런치 : 상복부, 옆구리 살을 태워 버릴 듯!

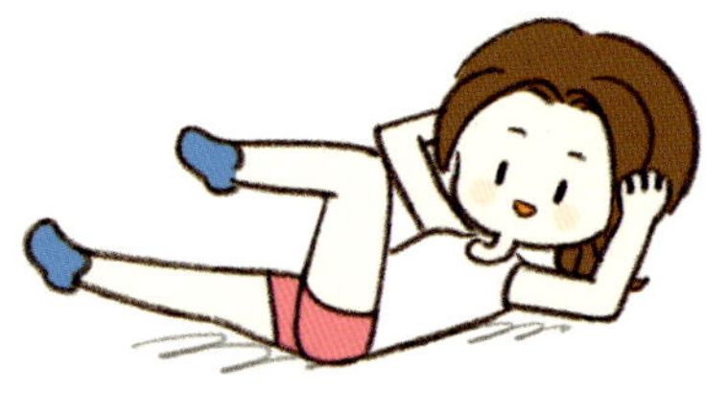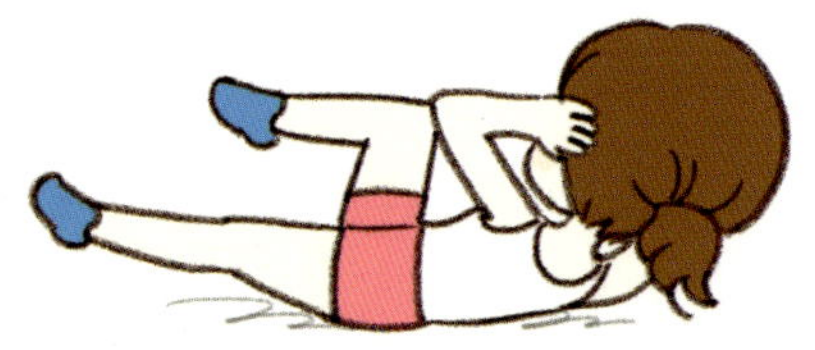

바닥에 누워서 두 다리를 90도 각도로 올린다.

양손은 머리 뒤로 깍지를 끼고 오른손 팔꿈치가 왼발 무릎과 닿을 정도로 상체를 일으키고, 좌우 교대로 마치 자전거를 타듯이 움직인다. (20회 3세트)

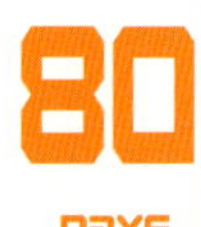

당신이 바로 숨은 고수

오늘은 D-Day 6일이다.

딸의 식사다.

- **아침** 단호박 150g, 두부감자된장국 1공기, 커피 1잔(설탕 1작은술)
- **간식** 중간 크기 사과 1개
- **점심** 마늘빵(식빵 크기로 2조각), 찐 감자 1개
- **간식** 삶은 달걀 1개, 단호박 100g, 블랙커피 1잔
- **저녁** 마늘빵(식빵 크기로 1장 반), 삶은 달걀 1개, 두부구이 3조각

〈체중은 어제보다 200g이 늘었다. 64.5kg.〉

오늘 나의 식사다.

- **아침** 단호박 150g, 두부감자된장국 2공기, 커피 1잔(설탕 1작은술)
- **간식** 중간 크기 사과 1개, 커피 1잔(설탕 1작은술)
- **점심** 마늘빵(식빵 크기로 1장 반), 찐 감자 1개, 두부감자된장국 1공기
- **간식** 단호박 200g, 커피 1잔(설탕 1작은술)
- **저녁** 찐 감자 2개, 두부스테이크 ½장, 사과 ½개

〈체중은 어제보다 200g이 줄었다.〉

나는 지금까지 춤이 좋아서 춤을 췄고, 춤을 안무했고 가르쳤다.

그리고 날씬한 몸을 만드는 것이 좋아서 트레이너가 되었고 지금까지 활동하고 있다. 나는 사업적으로 내 일을 펼쳐보지는 않았고 유명해지려고도 하지 않았다.

그러다 어느 날, 프리랜서의 한계에 부딪혔다.

알려지지 않은 사람에게 레슨을 받으려고 하는 사람은 적었고, 있다고 해도 레슨비는 낮게 책정되었다. 나는 일에 열정을 가지고 있었으나 재정 결핍의 악순환으로 제대로 일을 즐기지 못했던 것 같다.

이러면 안 되겠다고 생각했다. 대외적인 활동이 필요하다고 판단하고 나만의 노하우를 담아 다이어트 책을 펴냈다.

『먹는 습관만 바꿔도 10kg은 쉽게 빠진다』.

이 책은 다이어트를 처음으로 시도하려는 사람을 위한 가이드북이다. 그 후로도 꾸준히 원고를 쓰고 여러 가지를 시도했다.

나는 어떻게 대외 활동을 해야 하나 생각 끝에 딸이 생활체육지도자 자격을 취득했기 때문에 둘이서 함께 활동하기로 했다. 모녀 트레이너라는 콘텐츠를 가지고 활동하면 재미있을 것 같다.

오랫동안 힘들게 일궈온 나의 다이어트 경험과 경력에 딸의 젊은 기운을 불어넣으면 제법 괜찮은 그림이 나오리라 기대한다.

항상 사회적인 활동보다는 은둔해 지내기를 좋아하던 나도 이제 더 나이 들기 전에 대외적인 활동을 해야겠다. 세상에는 눈에 띄기를 원하지 않고 세인들의 관심 밖에서 조용히 지내고 있는 재야의 고수들이 참 많다. 단지 눈에 띄지 않았고 세상에 나올 생각이 없기 때문이다. 아니, 세상에 나와서 자신을 드러내지 않아도 만족하기 때문일 것이다. 이런 분들에 비하면 나는 고수이기를 포기한 사람일 수도 있다.

그러나 이제는 다 괜찮다고 생각한다.

이 책을 쓰고 있는 이 순간도 지난 시간도 이후의 시간도 모든 순간이 다 한 사람을 성숙하게 하기 위한 소중한 기회의 시간이 되기 때문이다.

내가 펼치고, 창조하는 그 모든 것들이 다 옳다고 믿는다.

오늘의 운동으로 딸은 스쿼트를 10회 3세트 했다.

나는 사이클 크런치 80회와 와이드 스쿼트를 10회 3세트 했다.

딸과 의기투합하다

D-Day 5일이다.

다이어트를 시작한 지 81일째 되는 날이다.

이제 20일 카운트다운이 5일 남은 상황이다. 노력한 만큼 변화가 있긴 했지만 아직 모델 몸매까지는 아닌 것 같다.

이쯤 되니 밤에 딸이, 이제는 좀 더 마음을 굳게 먹고 마치 모델 몸을 만든다는 느낌으로 다이어트에 마지막 힘을 가하고 싶다고 말했다.

나는 정말 반갑고 고마웠다. 나 또한 다이어트를 마치 연예인이나 모델처럼 해 본 적이 없는 만큼 이제부터라도 해 보기로 마음 먹었다.

오늘까지의 성과를 보더라도 어느 정도는 몸이 달라졌다. 그래서 의욕도 생겨, 식단을 지키려고 최대한 노력해보기로 딸과 의기투합했다.

내친김에 딸과 함께 식단도 짰다. 절제할 자신이 없는 품목은 아예 사오지 않기로 했다. 대신에 사과와 양배추, 감자와 미역, 고구마, 병아리콩을 사 오기로 했다. 빵과 마요네즈 같은 소스도 제한하고 양배추를 삶거나 콩나물 같은 나물 종류, 감자와 고구마, 그리고 간식으로 사과를 먹기로 했다. 맛있어서 많이 먹게 되는 두부구이도 당분간은 먹지 않기로 했고 지금까지 잘도 만들어 먹던 수제 도넛과 샌드위치도 제한하기로 했다.

과자를 사 먹는다거나 초콜릿을 먹거나 외식을 한다는 건 아예 생각할 수가 없다. 원래 피자와 치킨은 시켜 먹지 않았고 고기류를 먹지 않기 때문에 이러한 음식 때문에 힘들지는 않았다.

식사에 대해서 좀 더 빠듯하게 하겠다고 독하게 마음먹기 전의 딸의 식사다.

- **아침**　사과 ½개, 삶은 달걀 1개
- **점심**　밖에서 사 온 떡볶이 1인분, 삶은 달걀 1개
- **간식**　중간 크기의 초콜릿 1개, 블랙커피 1잔
- **저녁**　해물전 반 판, 콩나물비빔밥(밥 ⅓공기), 콩나물국

나의 식사다.

- **아침**　찐 감자 1개, 사과 ½개, 삶은 달걀 1개, 초콜릿 2조각, 커피 1잔
(설탕 1작은술)
- **간식**　사과 ½개, 커피 1잔(설탕 1작은술)
- **점심**　현미밥 ⅓공기, 콩나물볶음 1접시, 연두부된장국 1공기, 커피 1잔(설탕 1작은술)
- **간식**　사과 ½개, 해물전 반 판, 블랙커피 1잔

· 저녁 콩나물비빔밥(현미밥 1공기, 고추장 1큰술, 콩나물 ½접시)

운동으로, 딸은 와이드 스쿼트 10회씩 3세트와 딥 2세트를 했다.

나는 사이클 크런치 60회와 와이드 스쿼트 10회씩 3세트를 했다.

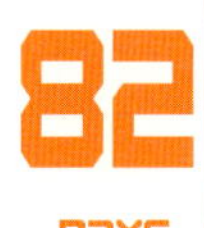

공장식 축산은 인간과 동물에게 해가 된다

D-Day 4일.

어젯밤에 딸과 의기투합한 후라서 식단에 작은 변화가 일어났다.

오늘의 딸의 식사다.

- **아침**　구운 감자 2개 반, 블랙커피 1잔
- **간식**　사과 1개, 단감 1개
- **점심**　현미밥 ⅓공기(김 1장, 시금치나물, 콩나물, 팽이버섯구이)
- **간식**　단감 ½개, 커피 1잔(설탕 1작은술)
- **저녁**　병아리콩 1공기, 마요네즈 2작은술

〈아침 공복의 체중은 전날보다 1kg 감소했다. 63.8kg.〉

나의 식사다.

- **아침**　커피 1잔(설탕 1작은술), 사과 1개, 단감 1개
- **간식**　커피 1잔(설탕 1작은술), 구운 감자 2조각
- **점심**　콩나물비빔밥 ½그릇(현미밥 ½공기, 콩나물, 고추장 1작은술)

· 간식　커피 1잔(설탕 1작은술), 단감 1개, 팽이버섯구이 1접시,

삶은 병아리콩 1컵

· 저녁　나물비빔밥 1그릇(현미밥 1공기, 시금치나물, 콩나물, 고추장 2

작은술)

· 간식　찐 감자 1개 반, 찐 당근 2조각, 단감 ½개

〈아침 공복의 체중은 어제보다 200g 감소했다.〉

내 식단을 살펴보면 잘못된 습관이 하나 있다.

그것은 바로 커피를 자주, 많이, 특히나 설탕을 넣어서 마신다는

것이다. 원두커피를 향기롭게 내려서 그대로 마시면 좋겠지만,

나는 예전부터 달콤한 커피에 거의 중독되다시피 해서 하루에도

몇 잔씩 마시곤 했다. 이러면 안 되겠다고 생각해서 집에서라도

마시지 않으려고 프림을 아예 사 두지 않았지만 밖에서 믹스커피

를 마실 기회가 생기면 주저하지 않고 마신다. 그래서 아예 집에

는 사 두지 않되 밖에서는 마실 수 있도록 나 자신에게 허락했더

니 예전보다는 덜 마시게 되었다. 시간이 지나면 아마 밖에서도

찾지 않게 될지도 모른다.

이번 모녀 다이어트 프로젝트는 어떤 완벽한 다이어트 식단을 가

정했을 때 이 완벽한 식단에서 얼마나 벗어났는지, 벗어나면서도

체중은 어떻게 감량할 수 있는지 꼼꼼히 기록하는 것이다. 보통

은 다이어트 식단을 짠 후 체중 감량을 시작했을 때 그 식단에서

많이 벗어나 버리거나 꾹 참고 지키거나 반복적으로 실패하거나

한다.

나는 이것을 미리 감안하고 시작했으며 얼마나 성공적으로 벗어나는지를 기록했다.

가상의 완벽한 식단에서, 처음 짤 때처럼 완벽하게 지키지는 못했지만, 포기하지 않고 계속 시도해 나갔다.

가상의 완벽한 식단이란 간단하다.

아침, 점심, 저녁 3끼를 현미 콩밥 ½공기에 담백한 나물 반찬 한두 가지에 두부조림 몇 조각 또는 콩자반, 김, 미역무침, 멸치볶음 등의 가볍고 담백한 한식 반찬을 먹는 것이다. 육류는 원래 잘 먹지 않았다. 간식으로는 제철 과일 한두 개를 먹고 소스가 강하지 않은 채소 샐러드를 먹는다.

그러면 단백질이 부족하지 않겠느냐고 물을지 모르겠다. 많은 사람들이 단백질을 많이 섭취해야 한다는 강박을 가지고 있다. 그러나 인체에 필요한 단백질은 하루 50g 정도이며 통곡물과 콩, 두부 등으로도 충분하다는 연구 결과가 나왔을 뿐만 아니라 인체에서 합성되기도 한다. 오히려 동물성 단백질이 소화되는 과정에서 인체에 독성을 남기고 포화지방을 섭취하게 되어 질환의 원인이 되기도 한다.

따라서 가장 이상적인 식단은, 현미 채식 밥상과 과일과 채소, 고구마와 감자 등 뿌리채소와 버섯, 콩을 주로 먹고 육류를 줄이고 미역, 김과 같은 해조류를 먹는 방식이다.

그런데 우리 모녀의 식단은 이 이상적인 식단에서 너무나 자주 벗어나 버렸다. 그날의 요리 재료가 없었을 때도 있었고, 한식 반찬을 손수 해 먹기가 귀찮았던 적도 많았다. 가장 큰 이유는 정크 푸드 같은 음식들이 너무나 먹고 싶었던 데에 있다.

그래도 건강한 방식으로 맞춰 나가려고 노력했다. 예를 들면 하루 한 끼는 이런 식으로 먹고 나머지는 최대한 정해 놓은 분량과 칼로리 내에서 맞추려고 했다.

개인의 식사는 어쩌면 개인의 삶 그 자체이다.

개인의 식사 방식은 가장 바꾸기 힘든 부분이고 무엇이 절대적으로 옳다고도 할 수 없을 뿐만 아니라 식사 방식 차이로 서로를 비난할 이유도 없다고 생각한다. 다만 좀 더 건강하게 먹을 수 있도록 노력하고 오염된 음식이나 가공 과정에서 화학 첨가물이 들어가서 건강을 위협하는 음식은 거부해야 한다.

우리 식탁의 현실은 너무나도 맛 위주이며 자극적이고 눈에 보기에 좋은 음식들로 가득하다. 식사의 분량 또한 적절하지 못하고 과하다. 열량은 높지만 영양은 부족한 음식들, 너무나 인공적인 이러한 음식들이 사람을 서서히 병들게 한다.

사람은 음식으로 인해 병이 들기도 하지만, 음식으로 병을 치유하기도 한다.

그러므로 비만을 포함한 생활습관병의 치료 과정에서 식사는 약보다 우선순위이며 가장 먼저 실행해야 할 치료 방식이다.

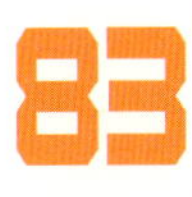

모델 몸은 그냥 만들어지는 것이 아니었다

오늘은 D-Day 3일이다.

딸의 식사다.

- **아침**　사과 1개, 단감 1개

- **점심**　구운 고구마 1개

- **저녁**　오믈렛(달걀 1개 반, 연두부 2작은술)

〈체중은 어제와 같아서 63.8kg.〉

나의 식사다.

- **아침**　사과 1개, 생고구마 110g, 커피 1잔(설탕 1작은술)

- **간식**　커피 1잔(설탕 1작은술)

- **점심**　밥 ¼공기, 콩나물, 사과 ½개

- **간식**　사과 ½개, 생고구마 60g, 군고구마 50g

- **저녁**　연두부버섯된장국 2공기, 오믈렛(달걀 ½개 정도 분량), 단감 2

　　　조각

〈체중은 어제보다 200g 줄었다.〉

딸의 식사가 확 줄어든 날이다.

나는 여러 번 많이 먹었지만 전체 분량과 칼로리는 줄었다. 내가 고구마를 좋아해서인지 자주 조금씩 먹어도 만족감이 왔다. 지금의 몸에서 체지방을 조금 더 빼주려면 식사를 줄여야 한다는 것도 체감했다. 나는 원래 굶는 다이어트를 못하는 편이어서 거의 기아식에 가깝다는 느낌을 받았으면서도 자주 먹으니 적게 먹은 느낌이 나지 않았다.

음식의 분량에 대한 느낌은 개인차가 심해서 위의 식사가 아주 많아 보이는 사람도 있을 것이고, 한 끼 분량을 늘어놓은 듯 보이는 사람도 있을 것이다. 너무 부실해 보일 수도 있을 것이다.

나의 경우는 평상시의 분량에 비하면 아주 적게 먹은 느낌이다. 어떤 사람은 생채식을 하루 한 끼만 한다는 사람도 있다. 그에 비하면 많을 것이고 일반식으로 하루 3끼를 먹고, 간식까지 여러 번 챙겨 먹는 사람에 비하면 아주 적은 양일 것이다.

 정말이지 모델 몸은 그냥 만들어지는 것은 아닌 것 같다.

사실 처음에는 딸만 이 프로젝트에 참여하려고 했다. 그런데 매일매일 딸의 식사와 운동을 기록하는 과정에서 내가 더 적극적으로 변해가기 시작했다.

오늘의 운동으로, 딸은 와이드 스쿼트를 10회씩 3세트 했다.

나는 사이클 크런치 80회와 플랭크를 30초씩 3세트 했다.

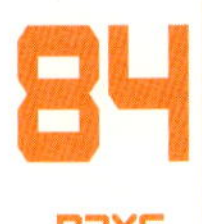

난 실패한 걸까?

D-Day 2일이다.

오늘은 딸과 함께 모임이 있어서 외출했다.

저녁에는 그동안 먹고 싶었던 음식 중에서 빵을 먹었다. 쌀국수
나 밥도 먹고 싶었지만 다 먹을 수는 없기에 우리는 밥 대신에 빵
을 선택했고, 다이어트가 막바지라는 걸 기억했다.

오늘 딸의 식사다.

- **아침**　병아리콩 1컵, 마요네즈 2작은술

- **점심**　사과 1개, 믹스 커피 2잔, 치즈쿠키 1봉지, 군고구마 2조각

- **간식**　붕어빵 1개

- **저녁**　딸기타르트 1개, 스콘 1개, 치즈바게트 3조각, 캐러멜 마키아토 1잔

- **간식**　귤 2개, 로즈마카롱 1개

〈아침 공복의 체중은 어제와 같다. 63.8kg.〉

나의 식사다.

- **아침**　사과 ½개, 생고구마 50g, 믹스 커피 2잔, 군고구마 2조각

· **간식**　믹스 커피 1잔, 붕어빵 1개

· **점심**　생략

· **저녁**　치즈바게트 6조각, 캐러멜 마키아토 1잔, 귤 3개

· **간식**　생고구마 100g, 귤 1개

운동으로 딸은 스쿼트를 10회씩 3세트 했다.

나는 사이클 크런치를 80회 했다.

오늘 지인들과의 모임에서 딸은 예뻐졌다는 말을 많이 들었다.

집을 나서기 전에는 둘 다 사진 기록도 남겼다. 작년 5월 딸의 사

진에 비해 딸은 분명히 달라졌다. 나는 별 차이 없어 보이지만,

체중은 비슷하더라도 몸은 더 날씬해진 느낌이다. 나는 원래 체

중을 유지하는 것만으로도 힘들고, 많게는 3kg까지 오르락내리

락하는 편이다.

역시나 나의 체중은 끄떡하지 않고 버티고 있으며 작년과 거의

비슷하다.

난 실패한 걸까?

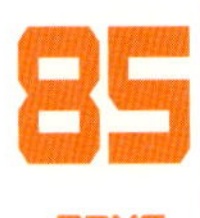

85 DAYS

두근두근 디데이

오늘은 20일 프로젝트를 마치는 날이다.

오늘 딸의 식사다.

- **아침**　믹스 커피 1잔, 현미밥, 김, 미나리 무침 ½접시, 깍두기 1접시
- **점심**　떡볶이 1인분, 믹스 커피 1잔
- **간식**　믹스 커피 1잔, 군고구마 ½개
- **저녁**　현미밥 ½공기, 양배추 쌈 ½접시, 고추장 3작은술

〈아침 공복의 체중은 어제보다 200g 늘어나 64.1kg.〉

나의 식사다.

- **아침**　믹스 커피 2잔, 고구마 1개
- **간식**　믹스 커피 1잔, 고구마 1개
- **점심**　밥 1공기, 깻잎 찜, 고구마 1개, 믹스 커피 1잔
- **간식**　믹스 커피 1잔, 떡볶이 2조각, 병아리콩 1작은술, 홍차 1잔
- **저녁**　밥 ⅔공기, 미나리 무침, 깻잎 찜, 양배추 쌈, 맑은 된장국 1공기
- **간식**　믹스 커피 1잔

〈아침 공복의 체중은 어제보다 200g 늘었다.〉

달콤한 커피 파티를 연 날인가 보다. 마지막 하루 남겨 놓고 커피가 너무 마시고 싶어서, 틈만 나면 밖에 나가고 싶어 하는 강아지를 안고 집 앞 편의점에서 믹스 커피 한 통을 사 와 버렸다. 집에 믹스 커피도 있겠다, 오늘따라 너무 맛있어서 하루에 6잔을 마셔 버렸다. 정말이지 나는 뭐든지 맛있으면 과식하는 습관이 아직도 배어 있다! 나는 아직도 설탕과 프림을 넣은 커피를 끊지 못한 것 같다. 또 한동안은 안 마시겠지만 말이다.

오늘로써 20일 프로젝트를 포함한 85일 프로젝트를 마치게 되었다.

딸은 프로젝트 시작 시 체중보다 3kg 감량했으니 체중으로만 봐서는 결국 유지만 한 셈이다. 세밀한 부분에서 체지방의 변화가 있었는지를 알아보기 위해서, 오늘은 보건소에서 인바디 검사를 했고 이 책이 나오기 전까지 아직 시간이 있기 때문에 한 달 후에 다시 인바디 검사를 하기로 했다.

지금부터는 총 3kg을 감량한 후의 요요라든지 감량 후의 변화에 대해서 이야기할 예정이다.

앞으로의 방식 또한 일상에서 어느 정도는 먹으면서 서서히 살을 빼는 방식이면서, 운동 또한 포인트 운동으로 조금씩 하는 방식을 유지할 것이다.

다른 점이라면, 심상화를 하려고 한다.

나의 몸은 이미 내가 원하는 모습을 하고 있다고 상상하면서 행복하게 먹고 포인트 운동을 하며 건강한 방식으로 일상을 사는 것이다.

마음속으로 내가 원하는 것을 이미지로 스크린을 보듯이 그리면 더욱 빠르게 현실화할 수 있다.

나는 이번 모녀 트레이너의 프로젝트가 성공하길 원하며, 믿는다. 이 프로젝트가 책으로 출판되어 많은 사람들에게 도움이 되기를 바라고 또 바란다.

내가 믿는 만큼 될 것이다.

감사할 뿐이다.

통·통·놀·다 Point

다이어트 심상화 따라하기

조용한 공간에서 자신의 마음속에 자신이 바라는 목표를 말해 보세요.
예를 들면, '나는 5kg을 빼겠어!'라고 생각하는 겁니다. 그리고 나는 이미 5kg을 뺐다고 생각하고, 날씬해진 자신의 모습을 마치 화면을 보듯 선명하게 마음에 떠올리세요. 꾸준히 생각하면 결국 그렇게 될 것입니다.

다이어트 성공 후에도

엄마의 과식 습관은 여전하다.

단. 좋은 음식으로
(채소. 과일. 고구마...)

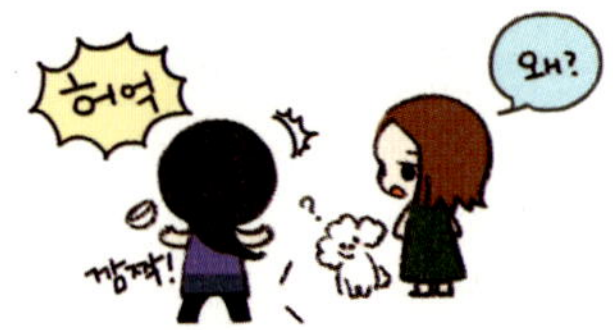

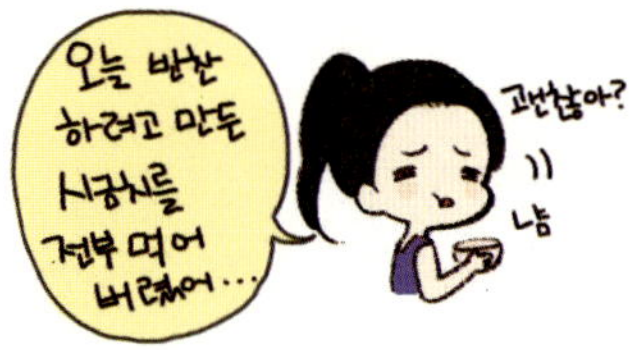

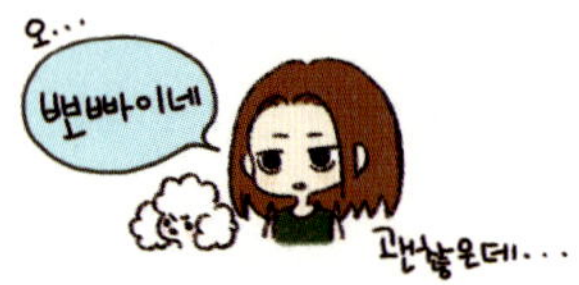

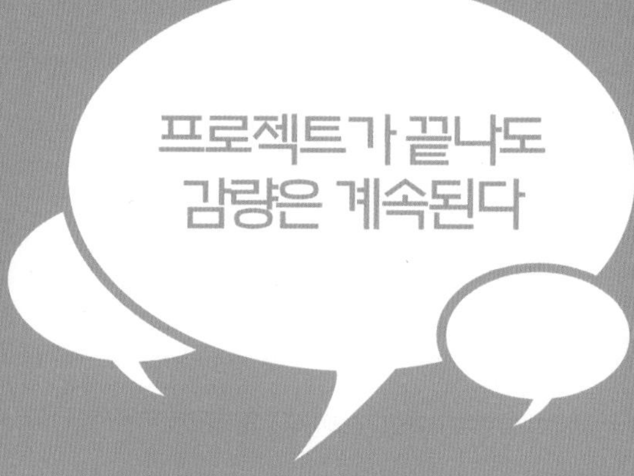

PART

4

프로젝트가 끝나도
감량은 계속된다

누구나 체중이 감량되는 만능 식단

프로젝트를 마친 후 9일째다.

딸은 프로젝트를 시작한 첫날에 비해 3.1kg을 감량한 채 유지만 하고 있다.

나는 체중은 그대로지만 점차적으로 사이즈가 더 줄어든 느낌이다.

오늘은 무조건 체중이 감량되는 다이어트 만능 식단을 만들었다. 아무리 완벽한 식단이 있다고 해도 실천하지 않는 이상은 그냥 완벽한 식단일 뿐이다.

오늘도 딸은 초코도넛과 피자빵과 호밀식빵에 초콜릿과 칼로리가 높은 진한 요구르트를 마셨다. 나는 안 되겠다 싶어서 어떤 식으로 먹든 다이어트가 가능한 만능 식단을 생각해 냈다. 가장 현실적이고 마음만 먹으면 지킬 수 있는 식단이라고 본다.

식단은 A형과 B형으로 나누어진다. 각각의 식사는 아침과 점심, 저녁까지 세끼이고 간식이 두 번 있다.

먼저 A형의 식단이다.

아침은 생략하거나 어떤 음료든 1컵을 마시면 된다. 보통 아침을 먹어야 한다는 강박 관념이 있지만 사정상 못 먹어도 다이어트는 가능하다. 아침과 점심 사이의 간식을 지키면 된다.

아침을 먹을 경우의 식단이다.

아침 – 현미밥 ½∼⅓공기, 담백한 한식 반찬으로 전체 분량은 한 공기 정도(김치, 콩자반, 멸치 볶음, 김구이, 나물, 두부조림 등)

간식 – 제철 과일 한 개(또는 고구마 150g이나 감자 150g)

점심 – 아침과 동일

간식 – 제철 과일 한 개(바나나, 귤이나 껍질째 먹는 사과, 요거트, 삶은 달걀, 두유 중 선택)

저녁(파티 음식) – 파티나 회식 자리에서는 흰 쌀밥을 먹지 않고 메인 요리 중 고기나 생선을 상추같은 쌈으로 채소를 더 많이 먹는다. 채식을 할 경우는 국수나 냉면, 밥과 기름지지 않은 반찬 중에서 먹고 싶은 종류로 ⅓인분 정도 먹고 과일 후식을 조금 먹는다. 칼로리가 높지 않은, 드레싱이 단순한 샐러드는 많이 먹어도 된다.

뷔페일 경우 튀김이나 전 종류를 피하고 삶은 고기나 회를 포함해 총 2접시가 안 되게 먹는다. 케이크나 쿠키 같은 디저트를 피하고 대신에 과일을 조금 먹거나 설탕을 넣지 않은 차나 커피를 마신다.

하루 중 식단의 순서는 바꿔도 되고, 한 가지 식단을 하루 종일 3끼로 먹어도 된다. 예를 들면 아침의 식사를 저녁까지 같은 방식으로 먹어도 된다. 그러나 그날 한 끼가 파티 음식을 먹어야 하는 날이라면 하루 종일 한 끼는 과일 하나 정도의 간식으로 대체하면 더 안정적이다.

다음은 이다.

아침은 생략하거나 어떤 음료든 1컵을 마시면 된다.

아침을 먹을 경우의 식단이다.

아침 – 현미밥 ½~⅓공기, 담백한 한식 반찬으로 전체 분량은 한 공기 정도(김치, 콩자반, 멸치 볶음, 김구이, 나물, 달걀찜이나 달걀 프라이 1개)

간식 – 계절 과일 한 개(또는 반 줌 정도의 견과류 또는 호밀빵이나 통밀빵 1조각)

점심(구내식당이나 학교 급식) – 밥 ½~⅓공기, 나물이나 채소 무침, 미역무침, 두부조림, 고기반찬이나 생선 조림이나 구이는 1인분으로 먹는다. 밥을 되도록 적게 먹고 나물이나 반찬 위주로 먹는다. 국물이 짤 경우 ½그릇 이하로 먹고 건더기 위주로 먹는다.

간식 – 과일 한 개(바나나, 귤, 껍질째 먹는 사과, 요거트, 삶은 달걀, 두유 중 선택)

저녁(개인 약속 외식) – 개인 약속이어서 메뉴 선택이 가능하면 두부 요리나 해산물 또는 채식 식당이나 채식 샐러드바도 좋다. 한식 중에서도 칼로리가 1,500kcal가 되는 제육덮밥이나 1,000kcal가 넘는 삼계탕 같은 메뉴는 제한하는 것이 좋다. 칼로리가 높은 중식이나 스파게티도 제한하는 것이 좋지만 먹을 경우에는 ½인분이나 ⅓인분으로 제한한다. 살이 찌지 않는 메뉴를 선택할 자신이 없으면 1인분의 ½이나 ⅓분량을 먹으면 되고, 마요네즈 소스가 들어간 샐러드를 제한하고 튀긴 반찬이나 전을 피하면 된다.

하루 세끼를 먹는다면 두 번의 간식은 굳이 먹지 않아도 된다. 세끼 식사에서 좀 적게 먹었다면 간식을 조금만 더 늘려도 된다. 예를 들면 제철 과일 한 개를 더 추가해도 된다.

식단 A형과 B형은 이틀 동안 총 6회의 식사와 4회의 간식으로 구성되어 있고 서로 바꾸거나 대체할 수 있다. 그러나 파티(뷔페) 음식을 먹어야 하는 날은 하루의 한 끼 식사는 생략하고 간식으로 가볍게 먹는 방식으로 한다.

물론 종일 자연에서 난 음식으로만 먹으면 좋겠지만 현실은 이렇게 외식을 해야 하고 파티를 해야 하기 때문에 이럴 때는 어쩔 수 없이 최대한 질 좋은 음식으로 골라 먹는다. 이렇게 하면 충분히 체지방이 감량되고 체중이 줄어든다.

통·통·놓·다 Point

칼로리 계산이 필요 없는 다이어트?

다이어트를 하면서 귀찮게 칼로리를 계산할 필요가 없다고 주장하는 전문가도 있다.
자연에서 난 식재료로 현미 채식이나 생채식에 엄격하고 분량도 적당하거나 소량이라면 칼로리를 잴 필요가 없다. 그러나 가끔씩 정크 푸드에 유혹되고 외식도 하면서 다이어트에 성공하려면 칼로리를 검색하고 계산해서 식단 일지를 기록하는 편이 오히려 현실적이다. 덜 고생스럽고 다이어트에 성공할 가능성이 크다.

깡마른 모델은 보기에도 괴롭다

패션모델의 상당수가 섭식 장애를 겪고 있다고 한다. 디자이너가 쓰는 표준 사이즈에 맞추려면, 일반인이 상상한 것보다 훨씬 심하게 굶어야 한다고 한다.

세계보건기구(WHO)는 체질량지수(BMI 지수) 18 아래를 굶주림 상태로 보는데, 거의 대부분의 모델들은 굶주림 상태에 있는 것이나 마찬가지인 셈이다. 급기야 극한의 다이어트로 모델이 숨지는 사건이 발생하자 스페인과 이스라엘, 이탈리아에서는 체질량지수 18 아래인 모델은 출연을 금지했다고 한다. 비현실적으로 깡마른 패션모델들을 선망의 대상으로 보고 따라 하다가 섭식 장애를 앓는 일이 전 세계적으로 일어나고 있기 때문이다.

프랑스에서는 의사 출신인 올리비에 의원이 보건법 개정안을 내 하원 의원에 통과시켰다. 이 법안이 상원에서 통과되면 법으로 시행되어 너무 깡마른 모델을 출연시키는 기획사는 징역 6개월, 벌금 9,000만 원을 물게 된다고 한다. 프랑스의 거식증 환자는 4만 명이 넘고, 젊은 여성의 20명 중 1명이 거식증에 시달린다고 한다. 올리비에 의원은 법안 발의 목적을 건강의 위협을 받고 있는 모델들을 지켜내고 청소년들을 보호하기 위해서라고 말했다.

이러한 사회적인 노력이 당장 효과가 나타나지는 않더라도 점차 세계적인 변화를 불러올 수 있다. 나비 효과라는 것이 있기 때문이다. 앞으로는 깡마른 모델을 패션쇼에 세워서 디자이너 자신에게 이로울 일도 없어질 것 같다. 모델이 거식증이 된 원인이 그동안 너무 깡마른 모델만 채용했거나 모델이 입어야 하는 옷의 사이즈가 비현실적이었기 때문이라면 이제는 서로를 위해 인간적인 선택을 해야 한다. 그 모델들을 따라 하고 있는 10대 모델 지망생들을 위해서라도 말이다. 그뿐만 아니라 20대 이상의 일반 여성들이 BMI 18 정도의 '영양 부족'인 몸을 선망하고 따라 하다가 서서히 자신도 모르게 식이 장애가 발생해서 남모르게 고통받고 있기 때문이다.

인간이 아름다운 이유는 각자가 다르기 때문이다. 비현실적인 몸을 절대적인 기준으로 잡을 필요도 없고 자신을 자꾸 비교하면서 비하할 이유도 없다. 개개인이 저마다 얼굴이 다르고 목소리가 다르듯이 저마다의 아름다움을 지니고 있다. 외적인 몸 이상의 자신만의 아름다움을 발견하는 것이 더 중요하다고 생각한다.

나는 이번 프로젝트를 하면서 다시금 느꼈다. 모델 몸은 고사하고 인바디상의 표준 몸 자체를 만들고 유지하는 것도 평소에 굉장히 신경을 써야 하는 어려운 일이었다는 것을.

오늘 보건소에서 인바디 검사를 했는데, 거기에서 근무하는 운동 처방사가 상기된 목소리로 나에게 말했다.

"어머니! 어머니 같은 나이의 사람들 중에 이렇게 검사 결과가 훌륭하게 나온 경우는 처음 봅니다. 정말 좋게 나왔습니다. 몸 관리를 아주 잘하셨네요."

나는 의례적으로 감사하다고 말했지만 내가 원했던 기준보다는 실망스러웠기 때문에 낯빛을 감추느라 애써야 했다. 정상으로 나오기 위해 그동안 그렇게 노력했던 것이 아니다. 뿐만 아니라 나는 다이어트 관련 일을 하는 사람이다. 그러니 정상 범위는 당연할 뿐만 아니라 피트니스 선수들처럼 낮은 체지방률이 나와야 했던 것이다.

그러나 자꾸 그렇게 욕심부리며, '좀 더 좀 더'를 외치면 안 되겠다고 마음을 바로잡았다. 그냥 감사하기로 했다.

다른 사람들도 너무 깡마른 모델이 그렇게까지 부러워 보이지는 않을 것이다. 깡마르지 않으나 군살이 없고 가슴과 엉덩이가 풍만하며 허리선이 날렵하고 복근이 있는, 어쩌면 그냥 마르기보다 더 어려운 몸을 선호하고 있다. 정말 손에 꼽을 정도로 몇 안 되는 사람을 기준으로 정해 놓고 모두 다이어트를 해야 한다고 하는 것이 전 세계의 다이어트 산업의 현실이다. 모델은 그냥 완벽한 모델일 뿐이다. 그녀는 몸매를 유지하기 위해 엄청난 노력을 하고 있다. 어쩌면 당신이 상상할 수 없을 정도의 에너지를 바치거나, 또는 반대로 뭔가 큰 것을 포기하고 있을 것이다.

이제는 몸에 좋은 자연식으로 자신을 행복하게 해주는 다이어트를 하면서, 날씬한 몸과 젊음을 즐기기를 바란다.

통 · 통 · 놀 · 다 Point

◆ **비만도 계산법**　•몸무게(kg)÷{신장(m)×신장(m)}

◆ **BMI 지수에 따른 분류**

•18.5 미만 : 저체중

•18.5 이상~23 미만 : 정상체중

•23 이상~25 미만 : 과체중

•25 이상~30 미만 : 비만

•30 이상~ 40 미만 : 고도비만

•40 초과 : 초고도비만

(대한비만학회 기준)

※ 그러나 웨이트 운동으로 근육량이 많을 경우, 이 계산법도 절대적이지 않기 때문에 참고만 하는 것이 현 추세다.

사람을 살리는 음식 vs 서서히 죽이는 음식

한 커플이 있다.

애인 사이든 결혼을 했든 함께 살고 있는 커플이라고 하자. 이들은 성격도 맞고 함께 있는 시간이 좋아서 같이 지내지만 생활 방식은 정반대일 정도로 식성이 다르고 하루 일과도 다르다.

남성은 작가여서 거의 종일 집안에서 일하고 생활한다. 가끔 친구를 만나는 외에는 별다른 바깥출입도 하지 않는 편이다. 음식을 먹는 습관은 매우 까다로워서 거의 자연음식만 먹고 외식이나 가공식품은 아예 먹지 않는다. 집에서 손수 음식을 해 먹는 것을 좋아하고 간단하게 먹는 편이다.

이와는 반대로 여성은 매우 활동적인 일을 한다. 매일 아침 식사를 거를 수밖에 없을 정도로 수면 시간도 부족하고 요리에 관심도 없다. 대신에 바깥에서 외식을 즐기고 육식을 좋아한다. 점심 식사 후에는 생크림이 듬뿍 든 커피와 달콤한 디저트를 항상 빼놓지 않고 회사 동료들과 수다를 떨면서 먹는다.

남성이 주로 먹는 음식은 현미밥과 찐 고구마와 감자 몇 알과 제철 과일 한두 개와 온갖 채소들이다. 이러한 음식은 과일의 단순당을 제외하면 거의 복합탄수화물이어서 당을 갑자기 올리지 않고 인슐린 분비를 줄여주어서 몸에 지방이 쌓이는 것을 억제한다. 빨강과 노랑, 초록과 흰색, 검은색의 곡물과 채소와 과일에 들어 있는 각종 다양한 성분들이 노화를 방지하고 콜레스테롤을 낮춰주어서 심장 발작을 감소시켜주고 항암 작용도 한다. 몸에 필요한 천연의 미네랄뿐만 아니라 비타민 A, B, C, D, E 등을 자연스럽고 균형 있게 섭취할 수 있어서 약이나 다름없다.

반면에 과일과 채소를 싫어하고 가공식품과 외식과 디저트 종류를 좋아하는 여성이 섭취하는 성분은 생각보다 심각하다. 점심시간에 외식할 경우 메뉴는 거의 돈가스나 중국 음식 등으로 기름에 튀긴 음식이거나 화학첨가물이 들어간 가볍게 먹을 수 있는 가공식품 종류이다. 특히 기름에 튀긴 음식은 몸에 이상을 주는 트랜스지방 함량이 높다.

한 사람은 나이가 들어도 여성들도 부러워할 정도의 날씬한 몸을 유지하고 있다. 좋은 음식으로 항상 만족스러운 식사를 즐기면서 암을 예방하고 비만을 치료했으며 눈이 밝아지고 심리적으로도 안정되었다.

반면에 다른 한 사람은 날씬했던 20대보다 서서히 살이 찌게 되었다. 비만과 더불어 무릎 관절이 약해졌고, 암 발생 위험이 커졌을 뿐만 아니라 체력이 약화되면서 피로감과 무력감이 쌓여 매일매일 자신도 모르게 행복지수가 떨어지기 시작했다. 평소 즐기는 육식으로 신장과 간에 부담을 주었고 단백질이 소화되는 과정에서 칼슘이 빠져나갔기 때문에 골다공증의 위험까지 안게 되었다.

사소하게 보이지만 어떤 음식을 먹느냐에 의해 한 사람의 미래가 달라질 수 있다.

누군가는 '인생 무슨 재미로 사나?' 하면서 이 남성을 오히려 불쌍하게 여길지도 모르겠지만, 함께 사는 이 여성의 삶이 더 불행해 보인다. 지금 당장 처한 비만 문제뿐만 아니라 비만으로 인한 온갖 질병들이 그다음 차례며 투병과 고통이 그다음 차례라면 누가 더 현명한 걸까?

다행인 건 이 커플은 음식에 대해서 서로 간섭하지는 않았다는 점이다.

서로의 입맛과 생활 방식을 인정해 주었다. 아무리 좋지 않은 생활 습관이 있다고 해도 그가 또는 그녀가 스스로 마음을 먹고 바꿀 때까지 기다릴 수밖에 없다. 억지로 되는 일은 없기 때문이다. 단지 옆에서 좋은 음식을 먹고 요리해 주면서 동기 부여를 해 줄 수는 있을 것이다. 그리고 이러한 작은 배려가 바로 진정한 사랑일 것이다.

솔직히 말하면 나와 딸도 아직 이렇게까지 자연식으로만 먹지는 못한다. 딸은 디저트 마니아답게 여전히 달콤한 케이크에 빠져 있다. 나는 오늘도 달고 진한 커피와 과일차의 유혹을 물리치지 못했다.

그래도 평소에 좋은 음식으로 90% 이상을 먹고, 나머지는 먹고 싶은 음식을 가끔 소량씩만 즐긴다면, 이 정도만 해도 몸은 건강해진다. 처음에는 좋은 음식 먹는 것을 50%~70%로 시작해도 좋다.

오늘은 프로젝트를 마친 지 17일째.

딸은 처음 다이어트를 시작한 날보다 4.3kg이 감량되었다. 85일 프로젝트가 끝나고도 꾸준히 감량되고 있다. 시간이 지날수록 체지방은 조금씩 더 빠져나갈 것이다.

비현실적인 몸매와 비현실적인 식단

딸의 85일 프로젝트가 끝난 지 24일이 지났다.

모델 몸 만들기 체중 감량을 시작한 지는 109일째가 되는 날이다.

현재 딸의 체중은 시작 날보다 5kg이 감량되었다.

체중 감소 외에도 피부 트러블이 없어지기 시작했다.

심리적으로는 그동안 생각 없이 너무 많이 먹고 있었다는 것을 알게 되었고, 음식에 대한 생각도 바꿀 수 있어서 몸에 좋고 칼로리도 낮은 음식으로 먹게 되었다. 요즘은 평소에 먹던 빵을 먹지 않게 되었다. 과자 종류도 먹지 않게 되었고, 초콜릿은 작은 걸로 이틀에 하나 정도는 먹고 있다. 나도 마찬가지다. 그동안 생각 없이 하루에 3끼를 먹었는데, 조금은 다르게 식사를 하게 되었다.

에너지 밀도가 낮은 음식으로 식사하면서도 분량을 소량으로 맞추면 더 빠르게 효과가 나타난다. 에너지 밀도가 낮은 음식은 칼로리가 낮은 채소와 통곡물과 계절 과일과 해조류와 감자와 고구마 등이다. 고구마나 감자는 중간 크기로 1~2개 정도를, 통곡물은 한 끼에 ½에서 ⅓공기로 맞춰 주는 것이 좋다. 물론 체중과 성별에 따라서 남자는 한 끼에 한 공기 정도로 먹어도 되고 임산부도 조금 더 먹어도 된다. 체중이 높을수록 조금 더 먹어도 된다.

과일은 하루에 두 개 이하로 먹는 것이 좋다. 과일의 과당은 단순당이기 때문에 흡수가 빨라서 과하면 여느 음식과 마찬가지로 중성 지방으로 체내에 쌓인다. 나는 과일을 무척 좋아하기 때문에 다른 곡물을 조금 줄이고 칼로리가 특히 낮은 파인애플이나 토마토, 참외, 수박 등의 과일을 조금 더 많이 먹는 방식으로 식사하고 있다. 파인애플과 수박의 당 지수는 높지만 칼로리는 낮은 편이고 다른 정크 푸드를 과식하는 것보다는 영양 면에서도 이롭기 때문에 자신의 기호에 맞춰 식단을 구성하는 것도 좋다.

가장 중요한 것은 이렇게 먹고도 진정으로 만족할 수 있어야 한다는 것이다. 왜 이런 음식을 먹어야 하는지 자신을 설득할 수 있어야 하고 자연 음식이 좋아지도록 입맛을 길들여야 한다. 입맛을 길들이기는 사실 쉽다. 간단하게 생각하면 된다. 시장이 반찬이라고 했듯이 굶고 빼는 것보다는 낫다고 생각하면 소박한 자연 음식들을 먹을 수 있다는 데에도 감사하게 된다. 소식을 하면서 생기는 이점도 있다. 병에 걸렸다고 해도 스스로 치유하기 쉬운 몸으로 변한다. 또한 복잡한 음식과 진수성찬을 만들지 않아도 되니 식비도 줄이고 음식을 준비하는 시간도 벌게 된다.

딸은 식습관의 변화로 인해 피부 트러블이 없어지고, 체중이 빠지면서 운동에 대한 욕심도 생기기 시작했다. 예전보다 복부 운동도 조금 더 해주고 스쿼트도 횟수를 조금 더 늘렸다. 그러나 여전히 운동을 죽어라고 하지는 않는다. 어제도 와이드 스쿼트 30회와 복부 운동 50회를 했다. 운동에서도 가장 중요한 것은 하루 활동량에 따른 운동량과 개인의 체력에 따른 운동량이다.

단순히 체지방을 빼는 게 목적이라면 식사에 더욱 주의를 기울이는 편이 다이어트에서 에너지 손실도 적다.

전격 공개! 나의 비포 앤 애프터

딸은 어릴 때부터 '많이 먹어라!'는 애정 어린 말을 엄마에게서 들어 본 적이 없다고 불만이다.

'적당히 먹어라!'

'피자와 치킨은 안 되니 다른 걸 사줄게!'

'오늘은 너무 많이 먹었으니까 아이스크림은 내일 사 먹자!'

나는 보통 이런 식으로 말했던 것 같다.

그 이유는 내가 어렸을 적에 아무런 제재를 받지 않고 먹는 걸 탐하다가 소아 비만이 되었고 비만이 10대까지 이어졌기 때문이다. 30대와 40대에는 운동을 열심히 가르치던 때였음에도 불구하고 과식하는 버릇이 남아 있어서 지금보다 통통했다. 당시 운동량은 굉장히 많아서 늘 피곤에 절어 있었다고 해도 과언이 아닌데 말이다.

딸은 겨우 과체중이나 비만을 면한 상태로 몸 관리에 큰 관심을 보이지 않다가 이번에 처음으로 다이어트 프로젝트에 참여하게 되었다. 약 3개월에 걸친 다이어트 기간은 끝났으나 프로젝트를 시작한 지 111일째가 되는 날 딸은 총 5.5kg을 감량했고, 오늘인 120일째에는 7kg까지 감량했다.

그리고 이 프로젝트가 끝난 후에도 지속적으로 좋은 음식을 적당량 섭취하면서 체지방을 감량해 나가기로 했다. 체중이 감량될수록 운동에도 욕심이 생겨 분량이 조금씩 더 늘어났다.

엄마인 나는 체중을 감량하기가 어려웠고 유지만 겨우 하다가 2kg~3kg 정도 감량했다. 나는 프로젝트 기간에도 아주 제한적인 소식은 하지 못했고, 단 음료인 과일차와 커피를 하루에도 몇 잔씩 마셨다.

10대와 20대를 지나 지금 50대 초반에 와서 그동안 먹은 음식에 대해서 생각해 보니 실로 어마어마하다는 생각이 든다. 그만큼 먹고도 지금의 몸을 유지하고 조금씩 발전시켰다는 점에 대해서 감사하기로 했다. 그나마 평소에 배달 음식을 먹지 않고 외식은 대인 관계를 위해서 필요할 때만 참여했으며 고기와 술을 먹지 않았기 때문인 듯하다.

나는 자연의 좋은 음식을 맛있게 만족스럽게 먹으면서 날씬하다는 것에 의의를 두고 싶다. 그리고 앞으로도 조금씩 근육을 키워나가고 체지방을 줄여나가는 식사와 운동을 즐겁게 하면 된다고 생각한다.

비포 앤 애프터 모습은 개인의 흑역사이기도 하지만, 나이와 상관없이 사람의 몸은 발전할 수 있음을 보여준다는 점에서 긍정적이다. 내가 10대나 20대 때보다 10~20kg이 더 쪘다면 나이가 더 들어 보이고 심각한 생활습관병까지 안고 있었을지 모른다. 하지만 나는 노력했고, 새로운 삶을 열었으므로 달라진 지금의 모습뿐만 아니라 조금은 부끄러운 비포 모습까지 자신 있게 공개하기로 했다.

10대에서 50대까지! 나의 비포&애프터 사진 공개!

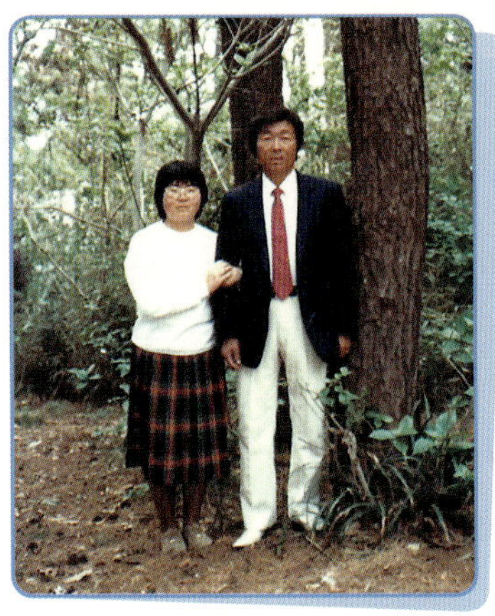

▲ 10대

〈 아버지와 함께 〉

나는 내가 왜 뚱뚱한지
진짜 이유를 몰랐다.

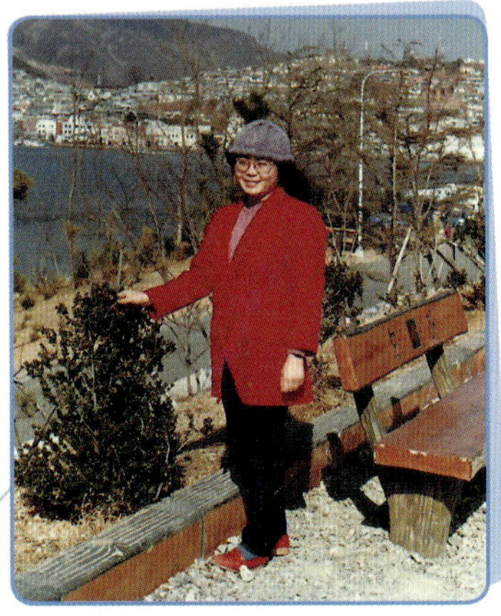

▲ 20대

〈 국문학도 시절 〉

이때부터 다이어트에 돌입.
온갖 다이어트를 섭렵하기 시작했다.

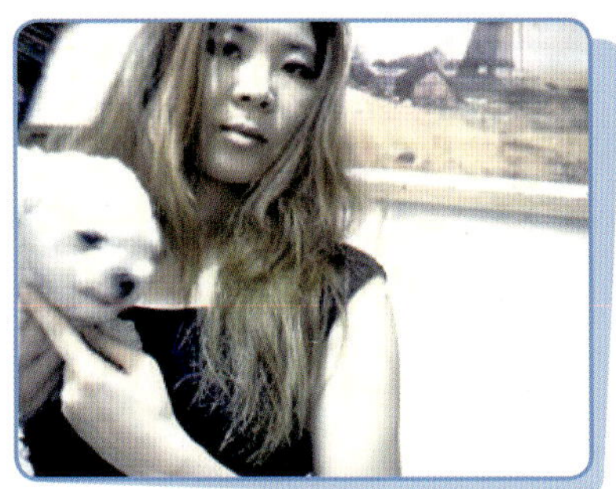

◀ 30대

〈 다이어트에 성공하고
뒤늦게 체육학을 다시 공부해서
댄스 강사를 하던 시절 〉

하지만 댄서라기엔 여전히 통통했고
고무줄 체중이었다.

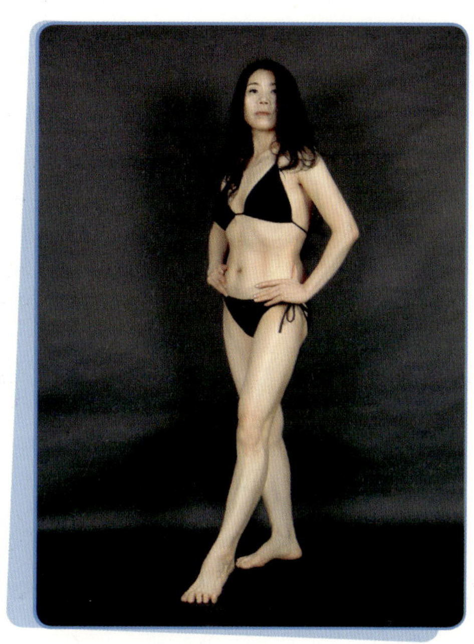

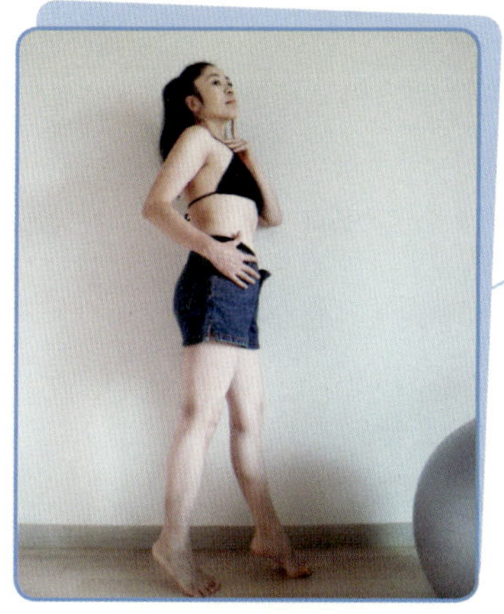

▲ 50대(현재)

〈 딸과 함께
퍼스널 트레이너로 활동 중 〉

내 인생 최고로 날씬한 몸매를
누리고 있으며, 많은 경험을 통해
성찰한 바를 글로 쓰고 있다.

▲ 40대

〈 퍼스널 트레이너로 열심히 활동 중 〉
몸매에서 각이 살아나기 시작했다.

Before
&After

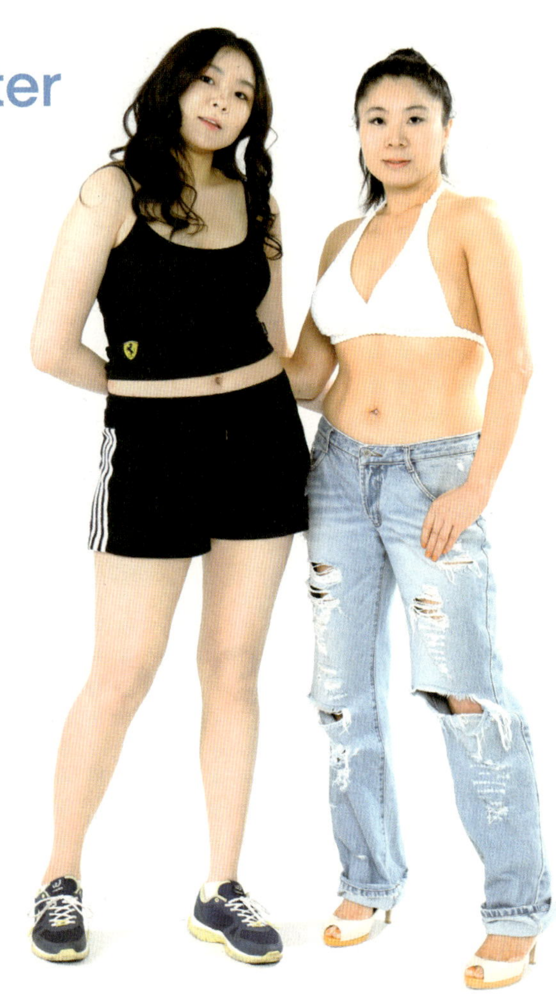

▲ before

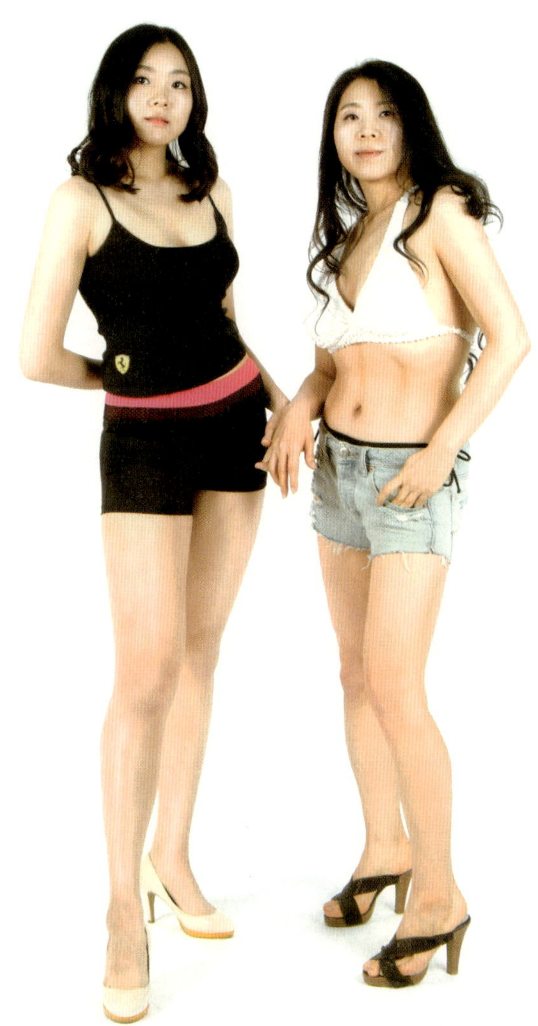

▲ after

최종 감량 후에도 감량이 계속된다

딸은 태어날 때부터 아토피를 앓았고 아토피에는 독약이나 마찬가지인 달걀이나 우유 같은 알레르기성 음식을 먹었다. 그뿐만 아니라 초콜릿이나 햄버거와 라면, 과자와 빵 등으로 연명했다고 해도 과언이 아니다.

딸은 단순히 모델 몸매 같은 아름다운 몸으로 바꾸기 위해서 이번 프로젝트를 시작했지만, 차츰 피부가 좋아지고 체중이 빠지면서 아토피도 좋아지기 시작했다. 단순히 음식을 자연에서 난 좋은 음식으로 바꿔주기만 하면 되었을 것을, 그동안 정크 푸드를 끊지 못해서 아토피를 지속시켰던 것이다.

성인병도 마찬가지다. 음식을 바꿔주면 몸이 치유가 일어나는 쪽으로 방향을 틀기 시작한다.

체중 감량도 똑같다. 음식만 바꿔주면 되는 일인데, 문제는 절대로 하지 않는다는 것이다. 고칼로리 정크 푸드 일색인 요즘의 음식 환경 탓도 있고 시간을 들일 여력도 없고 뭔가 특별하고 값비싼 체중 감량 프로그램을 등록해야 한다고 생각하기 때문이다.

딸이 이 프로젝트를 시작한 지 이틀만의 감량 기록은 400g이었다.

시작한 지 16일째는 1.3kg이 감량되었고, 55일째에는 3.1kg이, 102일째는 4.2kg,

109일째는 5kg, 120일째는 6.5~7kg이 감량되었다.

딸은 85일이 되었을 때까지도 다이어트를 한다는 느낌은 받지 않았다고 한다. 평소의 식사량을 크게 바꾸지 않은 채 에너지 밀도가 낮은 음식으로 메뉴만 조금 바꿔주었을 뿐이기 때문이다. 앞으로도 이런 방식을 유지한다면 체지방은 조금씩 더 줄어들 것이다.

요요가 올 수가 없다. 처음에는 체중이 확 떨어지지 않았지만 분명 서서히 줄어들기 시작했고, 음식은 충분히 먹을 만했다.

운동도 일상에 지장을 줄 정도가 아니었다. 처음에는 운동을 거의 하지 않았다가 중간부터 한두 가지 근력 운동을 하루에 30회 정도 낮은 강도로 했다. 지금은 힙업과 부분 몸매 교정을 위해 근력 운동을 예전보다 3배~5배 정도는 더 해주고 있다. 딸은 몸의 변화 과정에서 운동의 중요성을 알게 되었고 효과가 바로 나타났기 때문에 이제는 욕심이 생겨서 하지 말라고 해도 잠자기 전까지는 꼭 해준다.

처음에 85일간의 식단을 어설프지만 완벽하지 않은 모습 그대로 공개했다. 그 이후의 식단에서는 좀 더 빵과 과자를 줄였고, 하루 전체의 분량도 조금 더 줄였다. 이 과정에서 밀가루 음식을 먹지 않고 현미잡곡밥과 고구마와 감자와 단호박을 먹으면서 딸의 아토피 피부가 확실히 좋아졌다. 딸이 이렇게 되기까지 25년이 걸린 셈이다. 하기야 엄마인 나의 책임이 크다. 좋은 음식을 먹이려고 한두 번 노력해 보다가 포기해 버렸으니 말이다.

학교 교육도 중요하다.

자신의 몸을 돌보고 체중을 관리하는 법을 어려서부터 배우게 하는 것이 중요하다고 생각한다. 수학을 더 알고 국어와 외국어를 잘하는 것도 좋지만, 한 사람이 자신의 건강을 돌볼 수 있도록 학교에서 가르친다면 이렇게까지 에너지를 낭비하는 일은 없을 것이다. 음식을 어떻게 먹어야 건강한지 잘 가르치고 실천하게 한다면 비만과 비만을 통해 올 수 있는 모든 질병을 예방할 수 있을 뿐만 아니라, 미용 체중이 되려고 목숨을 걸지도 않을 것이다.

보통 다이어트라고 하면 2~3주 만에 또는 한 달 만에 하루에 한 끼 식사만 하고 나머지는 선식이나 해독 주스 등을 마셔서 체중을 크게 감량하려고 한다. 심한 경우는 사람을 굶기고 수술까지 하려고 달려든다. 이상한 다이어트 법과 사람을 다치고 지치게 하는 필요 이상의 운동까지 난무한다.

하지만 초등학생 때부터 학교 점심 급식과 체육 시간을 통해 음식과 운동을 정확하게 지도해 준다면 스스로 평생 건강하고 날씬한 몸을 가꿀 수 있을 것이다.

조금씩 좋은 방향으로 변화해 가는 게 갑자기 줄인 후 서서히 더 찌는 것보다는 낫다고 생각한다. 정신적인 스트레스도 줄일 수 있을 뿐만 아니라 오히려 음식과 운동을 즐기고 예쁜 옷을 입는다든지 날씬한 몸에 만족한다든지 삶이 더 즐거워질 것이다.

어쩌면 나는 깡마른 모델과 엄청난 근육을 가진 사람에 대한 열등감이 좀 있었는지도 모르겠다. 나는 여전히 비키니를 입은 여성의 사진에 마음과 눈이 간다. 노력한 만큼 얻은 그들의 몸에 박수를 보낸다.

그러나 나는 나다. 질 좋은 음식을 충분히 즐기고 근육은 필요한 만큼만 있으면 되고 비키니는 지금도 입으면 된다.

잣대를 버리다

"도대체 왜? 근육이 빠졌다는 것이지?"

어제 보건소에서 이번 프로젝트를 마치는 인바디 검사를 하면서 딸은 몹시 투덜거렸다. 딸은 총 7kg을 감량했는데 약 한 달 전에 잰 인바디 상으로는 한 달 만에 3.8kg을 감량했다. 그 후 1.5kg 정도는 다시 쪘다가 되돌아오기를 반복하면서 몸이 지금의 체중에 적응하느라 그야말로 고무줄 몸무게처럼 하루가 다르게 희비가 엇갈렸다.

체중 감량은 교과서적인 이론과 실제가 다를 수 있다.

체중 감량을 하면서 근육이 빠지면 큰일 난 것처럼 소란스럽게 상심하기도 하고 지도자로부터 은근한 질책을 받기도 한다. 감량해야 할 상황에서는 비록 1~2kg의 근 손실이 있더라도 체지방이 5~7kg 정도 또는 그 이상이 빠졌다면 문제가 없다. 보디빌더들도 시합을 앞두고 흔히 겪는 일이다.

추가적인 근 손실을 막기 위해 식사를 소량으로 세끼 먹고 간식으로는 좋은 음식을 가볍게 먹으면 된다. 머리카락이 빠지고 생리가 끊길 정도까지의 극단적인 식단은 문제가 되지만, 하루 세 번 현미잡곡밥 ½에서 ⅓공기에 질 좋은 채소 반찬과 두부나 콩류 등을 섭취하면 문제가 안 된다.

그리고 기계는 어디까지나 기계일 뿐이다. 인바디 기계나 체중계도 마찬가지다. 참고만 할 뿐, 평소에 음식의 종류와 분량을 잘 지키고 있다면 거울로 몸을 비춰 본다거나 옷이 어느 정도로 헐렁해졌는지만으로도 충분히 가늠할 수 있다. 또한 자주 피로하던 몸이 좋은 음식을 섭취하면서부터 상쾌해지는 느낌을 받게 되었다든지 깡마른 몸이나 근육질 몸에 대한 환상을 버리고 정신 건강을 되찾게 되었다든지 하면 된다.

우리는 사이즈라는 잣대로 인해 고통받고 있다. 건강상 아무 문제 없는 체중을 유지하면서 음식을 즐기고 인생을 행복하게 잘 살아가고 있는데 어떤 규정과 잣대에 의해 하루아침에 스스로가 비만으로 느껴진다. 어떤 모델은 하루아침에 마른 모델에 비해 플러스 사이즈 모델이 되기도 한다. 업계가 정한 사이즈나 규정 때문에 항상 자신을 못나고 뚱뚱한 사람으로 여기면서 인생을 엉뚱한 곳에 허비하게 된다.

이 잣대만 버리면 문제는 쉽게 해결될 것이다. 플러스 사이즈라는 말 자체를 버리고 그냥 모델이라 칭하면 된다. 깡마른 모델이 무대에 설 자리가 없어지면 자연히 모델을 선망하는 십 대들이 좀 더 자신에게 관대해질 것이고 거식증으로부터 멀어지게 될 것이다. 사람을 사이즈에 가두지 않고, 서로가 다른 사이즈를 인정하며 일상의 행복을 즐기면 사이즈는 그냥 편리함을 위한 도구에 불과하게 된다. 패션업계의 리더들이 참여해 준다면 쉽게 해결될 일이다.

인생을 날씬한 모델 체중이나 미용 체중을 위해 죽어라 노력해야 할 시간으로만 채울 필요는 없다. 자연스럽고 몸에 좋은 현미 채식으로 하루에 3번 식사를 하고, 옥수수나 감자와 고구마, 채소와 과일 등으로 하루에 2번 정도 간식을 즐기고 취향대로 커피나 차를 즐겨도 날씬해진다.

근육을 서서히 늘리고 유지하면서 체지방이 나도 모르게 서서히 빠지는 식사는 가공식품이 만들어지기 전 시대의 자연 음식들로 가능하다. 칼로리가 밀집되어 있는 과자나 음료가 만들어지기 전의 식사 방식이다.

안타깝게도 우리는 가공 음식을 피해 가기 어려운 현실 속에 살고 있다. 거리를 걷다 보면 한 걸음에 두세 번 이상 눈과 냄새로 유혹하는 음식들과 마주치게 된다. TV를 켜면 평소에 흠모하는 완벽한 몸매의 연예인들이 치킨이나 피자와 과자와 음료를 광고한다. 배가 부른데도 자신도 모르게 배달 음식을 시키고야 만다. 저 연예인들도 저런 걸 먹으면서 저렇게 완벽한 몸을 유지하고 있다고 착각하면서. 하지만 BMI 지수 18 이하의 저체중 몸을 유지하기 위해서는 사력을 다해 극단적인 소식을 해야만 한다. 그러다 보면 거식증과 폭식증이 반복해서 나타나 위험에 처하기도 한다.

나는 예전부터 너무 비현실적인 몸매에는 감탄과 더불어 약간의 위화감도 느꼈다. 조금만 노력하면 가능할 것 같은 약간은 통통해 보이는 몸이 오히려 매력적이고 아름답게 느껴진다. 우리 서로의 몸은 다르기에 더욱 유일하고 아름답다. 그리고 나와 다른 사이즈의 몸도 존중해 줄 때 그 사람은 서로 더욱 빛이 날 것이다.

통·통·놀·다 Point

체중계, 인바디, 사이즈, 눈짐작 측정법

① 강도 높은 근력 운동 없이 하루 1,200~1,800kcal 식단과 가벼운 운동으로 근육 증가보다는 체지방 위주로 감량할 경우 ⇒ **체중계 사용**

② 강도 높은 근력 운동으로 하루 1,500~1,800kcal, 또는 그 이상의 식단으로 근육 증가와 체지방 감량이 목적일 경우 ⇒ **인바디, 사이즈 측정**

③ 체중계 측정이나 인바디 측정이 필요 없을 정도로 식단을 안정적으로 지키며 정상 체중을 유지하고 꾸준히 운동할 경우 ⇒ **눈짐작**

※ 근육은 지방보다 5배 무겁고 부피는 2배 작아서 체중계만으로 정확한 측정이 어렵기 때문에 자신에게 맞는 측정법을 사용해 보자.

생각한 대로 이루어진다

당신이 한 번 생각해 낸 어떤 소원은 그것의 법칙대로 생각의 씨앗을 가지게 된다.

한 생각의 씨앗은 마치 잃어버린 왕국의 도시처럼 사람들에게서 잊혔다가 알맞은 시일에 발견되어 발굴되기 시작한다.

결국, 싹을 틔우고 자라나 꽃을 피우고 열매를 맺는다. 한 번 생각해 낸 어떤 생각이나 소원은 그렇게 끈질긴 생명력을 가지고 있다.

그렇다고 생각을 무서워할 필요는 없다. 한 생각은 단지 생각할 수 있는 자의 것이며 생각 자체는 힘이 없다. 생각할 줄 아는, 생각의 주인의 것이기 때문이다.

한 생각의 위력은 굉장하지만, 생각의 주인의 의지에 의해서 그 한 생각은 의미 있게 되거나 아무렇지 않게 쓰레기통으로 들어가기도 한다. 그 어떤 위대한 생각도 생각의 주인의 힘으로 한순간에 운명이 바뀐다. 당신이 만든 한 생각과 하나의 작은 소원은 그 의지의 힘으로 발아되고 언젠가는 실현되지만 당신이 한 생각임에도 불구하고 큰 의미를 두지 않으면 불씨처럼 한순간에 꺼져버리는 것이다.

'나는 어떤 생각을 할 것인가?'

'나는 어떤 생각을 했기 때문에 이러한 것들을 창조하게 되었을까?'

모든 일이 생각대로 펼쳐진다면 믿을 수 있겠는가?

대부분의 사람이 아니라고 말할 것이다. 단순히 한 번 생각했다고 생각한 대로 이루어진다면 세상은 뒤죽박죽이 될지도 모른다. 누군가, 아니 대부분의 사람이 '그럴 리가 없어!', '아니다!'라고 생각하기 때문에 세상은 생각한 대로 되지 않는다.

어쩌면 다행이다.

모든 이가 생각한 대로 세상이 되어간다면 자칫 위험할 수도 있으므로 어떤 보호 장치가 있는 것이다.

생각할 수 있는 우리의 뇌와 몸이 바로 그렇다.

생각한 대로 모든 것이 바로 펼쳐지지는 않는다.

생각은 우리의 몸의 간섭을 받은 후에 시간이 필요하게 된다.

그리고 어느 정도로 간절하게 믿는가에 의해 소원은 빨리 이루어지기도 하고 더디게, 혹은 아주 뒤늦게 이루어지기도 한다.

사실은, 소원이 이루어지는 것이 중요한 게 아니다.

당신이 생각의 주도권을 쥐고 있으며 당신이 생각한 대로 이루어진다는 것이 중요하다. 그래서 가끔은 당신의 소원이 이루어지지 않아도 만족할 수 있으며 아무렇지 않은 것이다. 당신의 무의식은 그렇게 살아가면서 생기는 불합리성까지 수용하는 것이다. 왜냐하면 우리는 불합리한 것까지 만들어 낼 수 있고 허용할 수 있는 생각의 주인이면서 진정한 창조자이기 때문이다.

체중을 감량한다거나 원하는 사람과 만날 수 있게 된다거나 사랑을 하고, 원하는 직장에 취직하는 것까지 당신은 생각으로 이룰 수 있다.

그리고 당신의 믿음만큼 이루게 된다.

미지근하게 믿으면 적당히 이루어지고 온전히 신뢰하면 온전히 이루어지는데도 '설마 그럴 리가!'라고 대부분이 생각해 버린다.

중요한 것은 이루어지고 안 이루어지는 것이 아니라 '누가 주도권을 잡았는가?'이다. 주도권을 잡은 이는 자유로울 수밖에 없다. 당신의 생각은 위대하고 어마어마한 힘을 가지고 있으며, 당신은 그 생각을 일으키고 있는 생각의 주인이기 때문이다. 생각은 생각의 주인에게 자리를 내 주어야 한다.

원하는 한 가지 소원이 이루어지든 안 이루어지든 그게 중요하지 않은 이유를 당신은 이제 눈치챘을 것이다. 당신은 당신이 원하는 한 가지 소원보다 더 높고 위대한 존재이기 때문이다.

한번 사소하게 생각해 본다.

지금 당장은 어깨가 축 늘어져 사는 게 사는 것 같지 않아도 좋다. 당신에게는 당신이 생각한 것보다 어마어마한 생각이라는 위력이 있다. 그것을 잠재력이라고 해도 좋고 당신만의 창조력이라고 해도 좋다. 당신은 그저 지금 이곳에서 이만큼의 현실을 창조했을 뿐이고 앞으로도 그럴 수 있다.

물질이나 외부적인 상황인 돈을 위해서 살지 않고 당신이 하고 싶은 일을 하면서 살기로 마음먹어 보자.

지금 하는 일을 때려치워도 좋고 그대로 유지해도 좋지만, 당신의 창조적이고 새로운 한 생각은 이미 싹을 틔웠고 같은 상황이라도 다른 시각으로 볼 수 있기 때문이다.

당신은 햇빛이 있는 쪽으로 머리를 돌렸고 곧 당신의 꿈은 펼쳐질 것이다.

당신의 길에 무한한 축복이 있기를!

생애 첫 화보 촬영

통통 모녀의 놀고 먹는 다이어트 프로젝트를 마친 후, 딸과 함께 생애 첫 화보를 촬영했다. 두근두근~ 설레면서도 긴장됐지만 재미있는 시간이었다. 다이어트를 마친 후 이런 선물을 자기 자신에게 줘 보는 것도 유쾌한 경험인 것 같다.

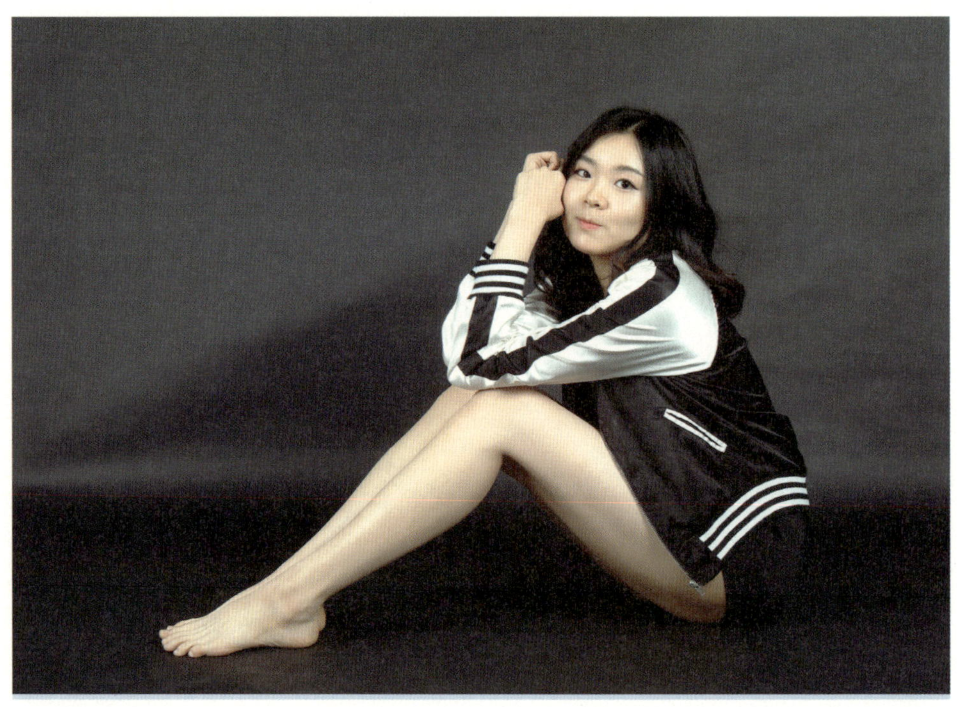

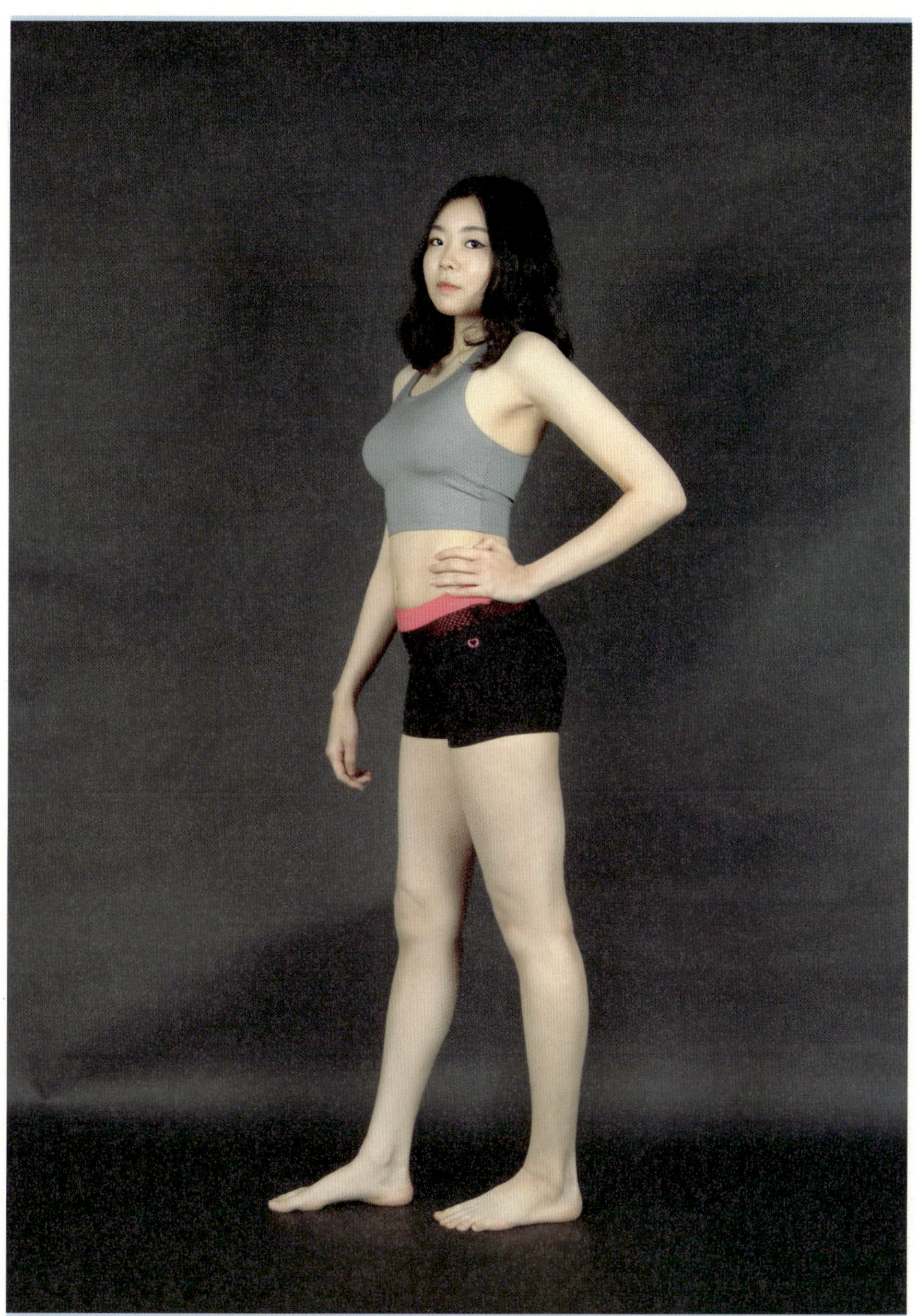

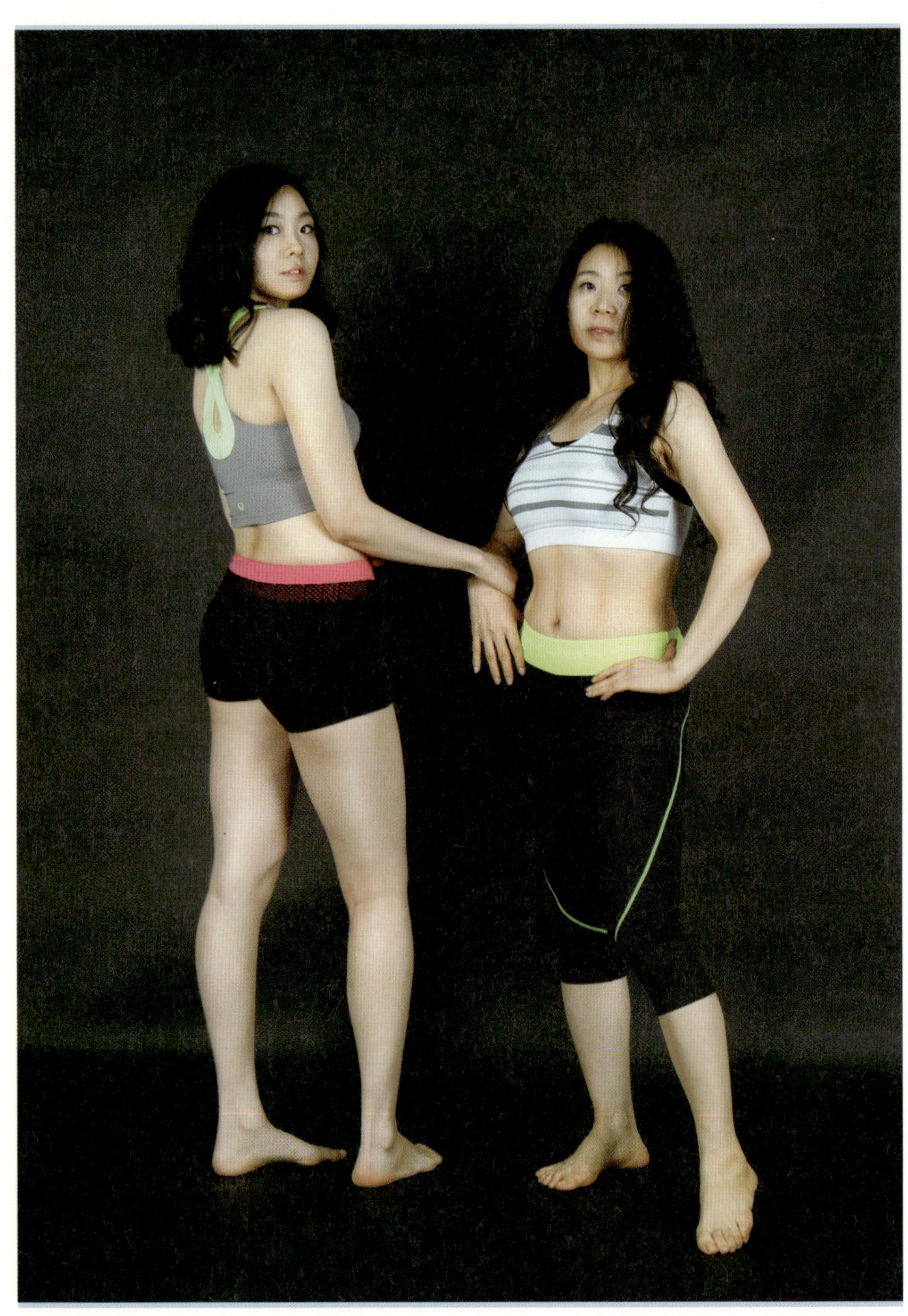

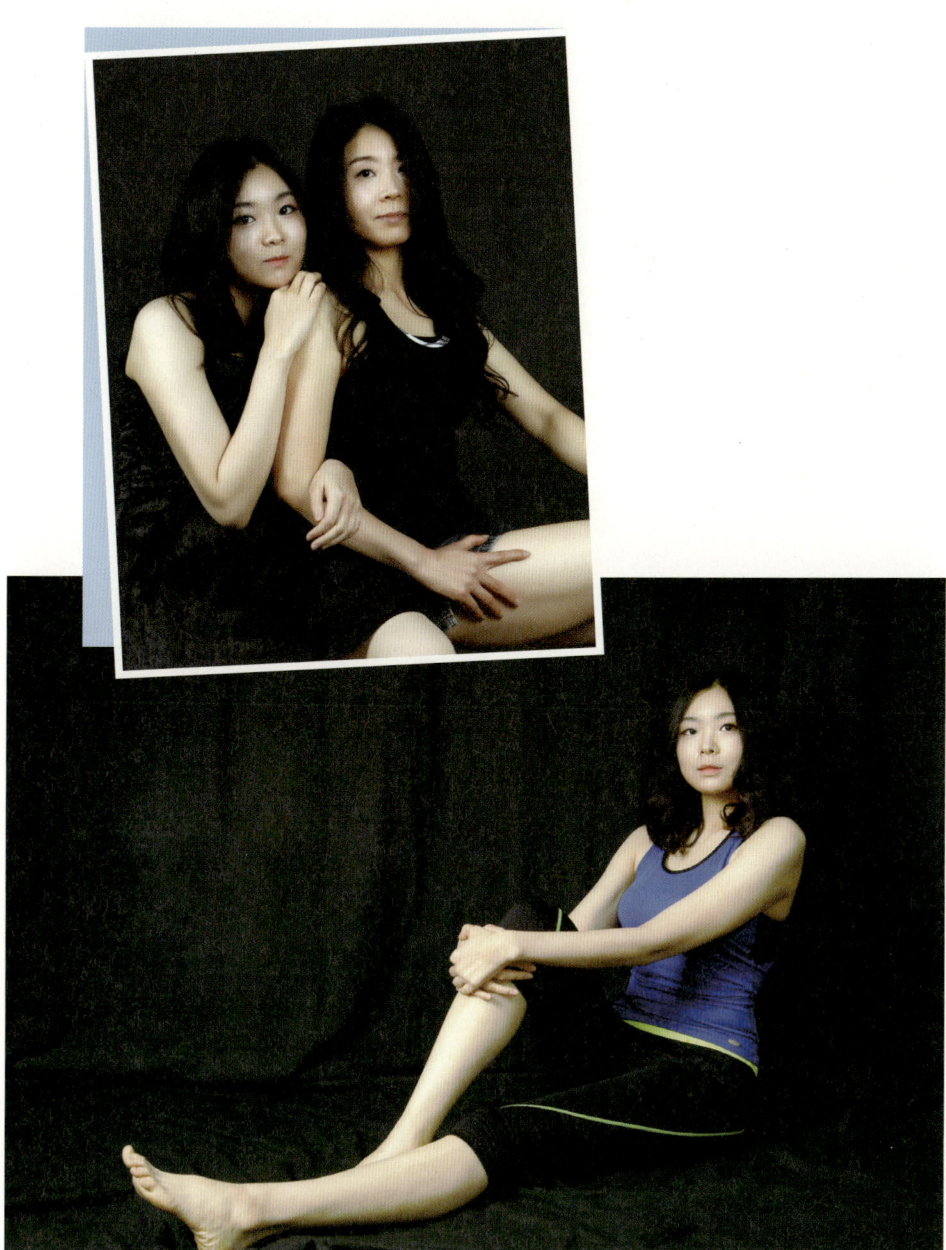

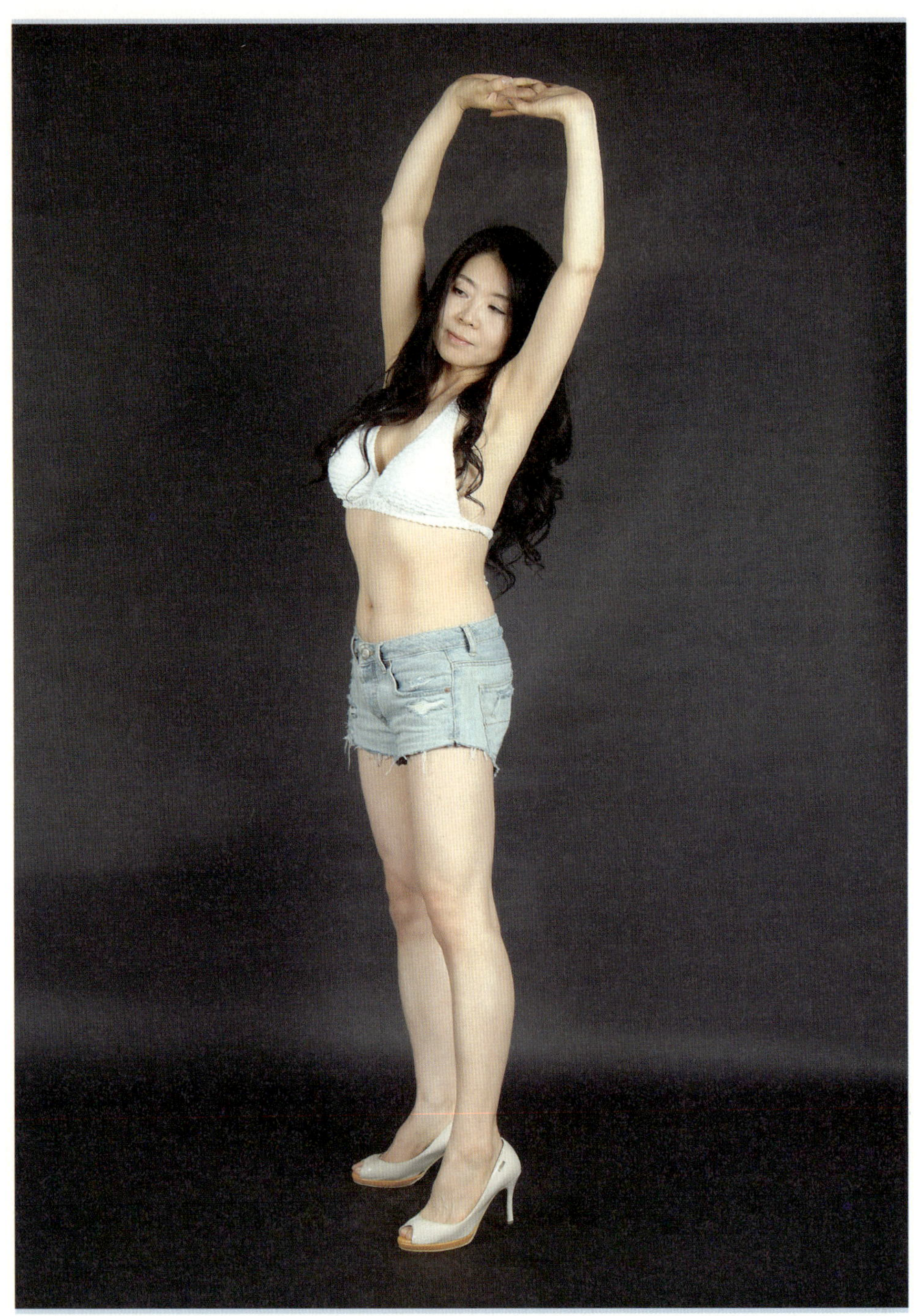

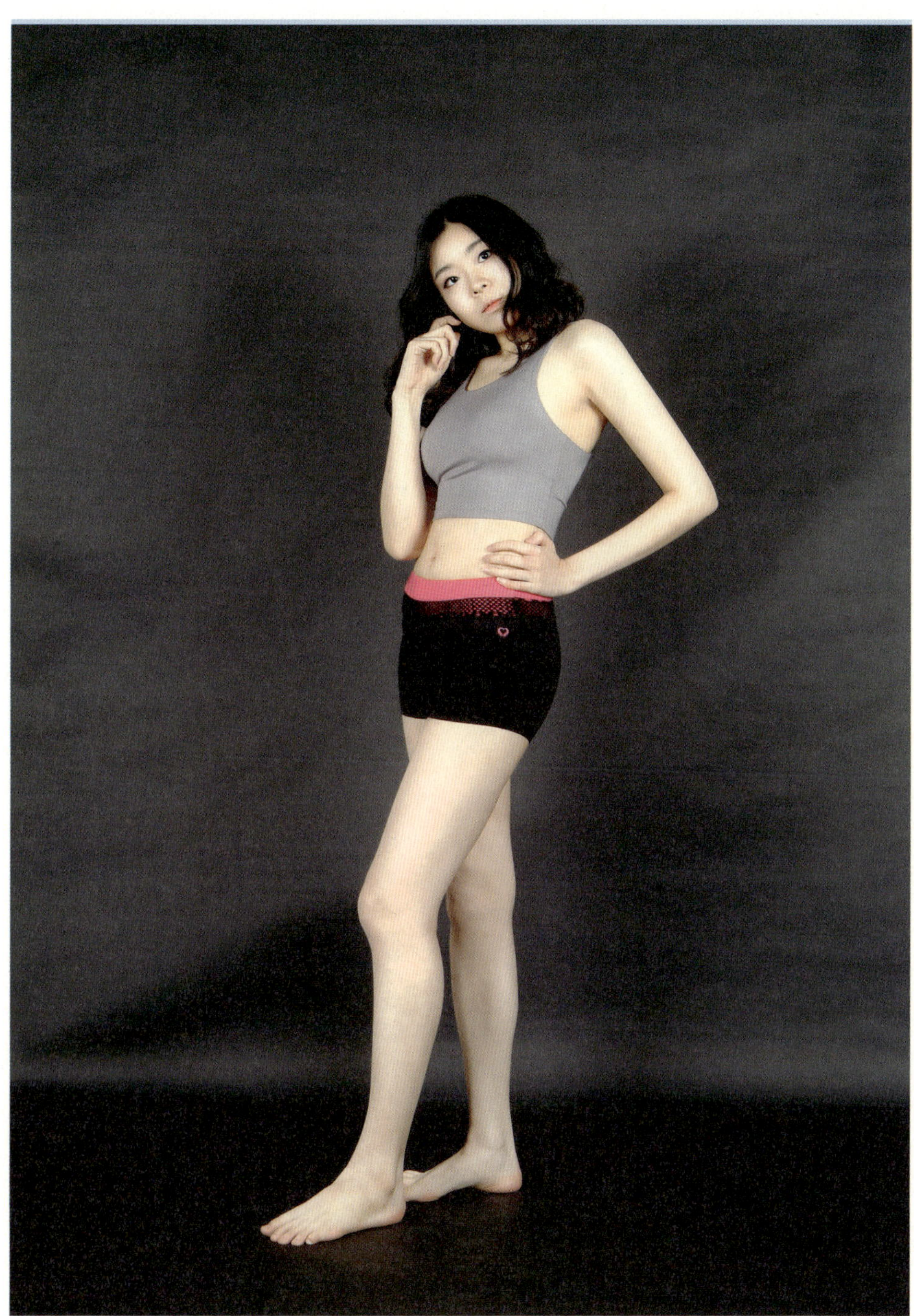

아름다운것이 전부는 아니거만

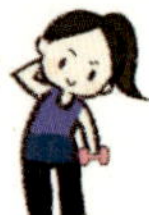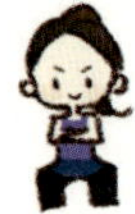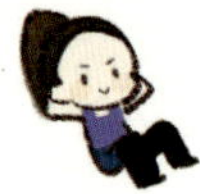

나를 사랑하기에
가꾸고 싶다.

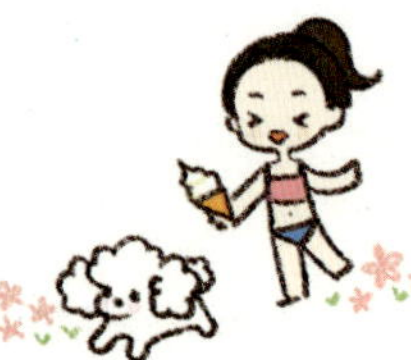
튼튼 체력으로
여행도 가고
젊고 예쁘게
살고 싶다.

텃밭도 가꾸고 !

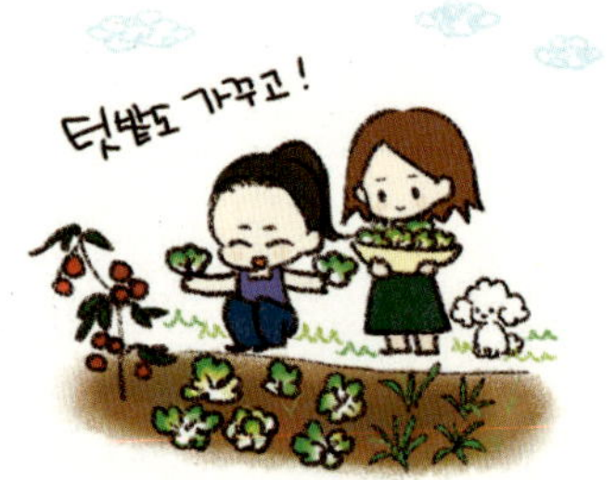

PART 5

평생 멋진 몸을 보장하는
최소한의 운동법

다이어트에서
운동의 비율은 10%

높은 강도의 운동을 꾸준히 하는 보디빌더마저도, 몸을 만드는 데는 운동보다 식단이 70% 이상을 차지한다고 말한다. 아무리 운동을 많이 해도 식단에서 관리가 되지 않으면 몸을 만들 수가 없다는 뜻이다. 하지만 선수들마저도 운동은 할 만하지만 식단을 지키는 게 가장 어렵다고 한다. 먹고 싶은 욕구를 자제하는 것은 선수에게나 일반인에게나 어려운 일이다.

운동하는 의미에 대해서도 냉정하게 한번 생각해 보아야 한다.

꾸준히 즐기는 운동이 있어서 강도가 다소 높더라도 충분히 소화할 수 있다면 그 운동을 중단할 이유가 없다. 그러나 운동을 하는 목적이 단순히 비만에서 벗어나기 위해서라면 가장 효율적인 방법을 찾아야 한다.

나는 30대에 댄서였고, 댄스스쿨을 운영하면서 직접 강사를 했다. 고강도의 댄스 강의를 하루에 많게는 3번 이상 한 적도 있고, 안무 연습까지 하면 5시간 정도를 뛴 적도 있다. 주말이면 너무 힘들어서 외출도 할 수 없을 정도였다. 그때 깨닫게 된 것은 아무리 운동량이 많아도 과식하는 습관이 있으면 몸을 날씬하게 유지하기가 어렵다는 점이다. 현역 운동선수나 지도자라 할지라도 음식을 조절하지 못한다면 날씬한 몸을 만들 수가 없다. 따라서 식사는 굉장히 중요한 요소가 될 수밖에 없다.

반면에 근력 운동은 하루에 30회만 해도 충분하다.

나의 절친인 한의사 한 분은 아주 날씬한 몸을 유지하지만 운동을 엄청나게 하지도 않는다. 매일 팔굽혀펴기를 30회 정도 하고 스쿼트를 30회 정도만 하면서 건강하게 마른 몸을 유지하고 있다.

또 다른 한 사람은 매일은 아니더라도 복부 쪽을 단련시키기 위해서 크런치를 30~50회 정도로 가볍게 마친다. 그리고 하루 한두 끼의 현미 채식을 하면서 약간 마른 몸을 유지하고 있다.

내 경우도 마찬가지다. 나는 아주 마른 편은 아니지만, 매일 나의 생활 동선에 걷는 시간이 20~30분 정도 일정하게 주어져 있다. 그리고 단련시키고 싶은 부위를 매일 바꿔가면서 10회씩 3세트나 5세트씩 한다. 또는 그날에 하고 싶은 운동으로 자연스럽게 10회씩 3세트에서 5세트를 한다.

최근의 다이어트를 위한 운동 트렌드는 운동을 힘들게 장시간 하는 것보다는 포인트 근력 운동을 5분에서 10분 내에 마치는 방향으로 흐르고 있다.

근력 운동은 작은 근육보다는 큰 근육인 허벅지나 가슴, 등, 둔근을 먼저 단련해 주는 편이 훨씬 효율적이고, 코어 운동인 플랭크를 매일, 또는 주 2~3회 정도 함께 해주는 것도 좋다.

가끔 TV에서 화제가 되는 운동 방식들을 보면, 이 운동만 하면 식사 조절을 하지 않아도 살이 빠진다고 하는데, 나는 다르게 생각한다. 다이어트에서 음식은 단순히 체중의 문제뿐만 아니라 심리와 육체적인 건강과도 연관이 있다. 나는 다이어트에서 식단이 차지하는 비율이 70% 이상이라고 생각한다. 음식은 한 사람의 생활습관병을 일으키는 주범이 되기도 하고, 또한 병을 치유하는 약이 되기도 한다. 인체의 대사 기능과 면역 기능이 음식으로 인해서 다르게 나타날 수 있기 때문이다.

하루 3~10분 운동으로
두 달 만에 10kg을 뺀다고?

하루 3분~10분 운동으로 한두 달 만에 10kg을 빼는 것이 가능할까?

적정 체중에서 이렇게 뺀다면 거의 불가능할 뿐만 아니라 몸에 무리가 온다. 물론 10kg을 뺄 필요도 없다.

과체중 이상인 비만이나 고도 비만이라면 가능할 수도 있다. 건강에 무리가 가지 않고 될 수 있으면 힘들지 않은 방식으로도 가능하다.

무릎 관절에 무리가 오지 않게, 느긋하고 즐겁게 걷는 것부터 시도해도 좋다. 고도 비만인 사람에게 평생 해보지도 않았던 스쿼트를 첫날부터 무리하게 50개를 1세트로 묶어 3세트를 시키는 과오는 저지르지 말아야 한다. 그는 오늘부터는 독하게 살을 빼기로 했기 때문에 자신의 상태가 어떤지 살펴보면서 하기보다는, 죽을 힘을 다해 시키는 운동을 전부 따라 할 것이다. 쓰러질 때 쓰러지더라도 일단은 다 하고 볼 것이다.

하지만 하루에 2시간 이상 운동하게 하거나 종일 체육관에서 살면서 닭가슴살과 평소에는 가장 싫어하는 채소와 고구마로 버티게 한다면 하루하루가 그야말로 지옥의 시간이 될 것이다.

다이어트는 간단하고 실천하기 쉽게 운동과 식단과 상식과 정신의 힘까지 발휘되어야 한다.

그리고 이러한 다이어트를 수월하게 진행하도록 도와주는 사람이 바로 트레이너이다. 쓰러질 정도로 무섭게 운동시키는 사람이 실력 있고 좋은 트레이너가 아니다. 다이어트를 지도하는 사람은 상대방의 입장이 되어야 한다. 최소한의 비용으로 최대의 효과를 내도록 정확한 노하우를 전달해야 한다. 이 비용은 꼭 돈만이 아닌, 노력과 시간과 감정까지도 포함되어 있다.

"뭐가 이렇게 쉬워?"

"이래도 되는 걸까?"

라는 생각이 들 정도로 한 사람이 다이어트에 상식적으로 다가가도록 이끌어 주어야 한다.

하루에 3분만 운동하면 뭐든 다 먹고도 엄청나게 살을 뺄 수 있다고 한다거나, 이와는 반대로 거의 죽을 정도까지 운동을 시킨다거나 다음 달에 대회에 나갈 선수처럼 식사하게 한다면 이는 올바른 트레이닝이 아니다.

하루에 3분에서 10분간의 운동으로 몸이 달라지고, 체중이 5~10kg까지 단기간에 빠진다고 말하는 다이어트 관련 운동 책들은 다이어트 의욕을 더욱 불러일으킨다. 어떤 특정한 운동을 하면 평소대로 먹으면서도 단기간에 엄청나게 빠진다고 현혹하거나 그냥 먹을 거 다 먹으면서도 살이 빠질 수 있다고 이야기한다. 그대로 믿고 싶어질 만큼 아주 유혹적이다.

문제는 항상 그런 주장을 하는 사람들의 이권이 개입되어 있다는 것이다. 과연 누구를 위해 그런 주장을 하는가? 이것을 잘 따져 보아야 한다.

과거에는 고도 비만이었지만 지금은 체중을 빼서 성공한 연예인이나 모델이 된 사람들은 손에 꼽을 정도로 극소수다. 그들 정도까지 되려면 일반적인 식사는 포기해야 할 뿐만 아니라, 매일매일 유지를 위해 엄청난 에너지를 쏟아야 한다. 그들도 처음에는 어떻게든 다이어트에 성공했지만 유지하기 위해서 그보다 더 힘든 시간을 견딘다.

그런데도 다이어트 방법에 대해서는 진실을 정확하게 말하지 않는다. 어떤 스타 트레이너들은 운동만 하면 자신처럼 날씬해진다고 말하면서 특정 운동을 계속 고안해 낸다. 사실 운동 방법은 이미 넘쳐나고 효율적인 운동 동작 또한 몇 가지 안 된다. 같은 부위를 운동하는 방식을 자꾸 새롭고 신선하고 재미있는 방식으로 이슈화해서 만들어 낸 다음에 누구도 부인할 수 없는 자신의 완벽한 몸을 보여준다. 자신이 그 몸을 유지하기 위해서 어느 정도로 운동하고 어느 정도로 먹으며 에너지를 쏟는지는 말하지 않는다. 새로운 운동을 고안해서 가르치고 맛있는 다이어트 요리법을 공개하고 다이어트 식단을 짜 준다. 하지만 중요한 것은 자신만큼 아름답게 체중을 감량해서 변화된 사람을 배출하는 트레이너도 극소수라는 점이다.

내 몸의 변화를 위해서는 나에게 가장 효율적인 방식으로 운동하고 행복하게 먹으면서도 감량할 수 있는 방식을 찾아야 한다. 남의 운동법을 계속 좇는다거나 정크 푸드 위주의 식사를 하면서도 완벽한 다이어트 모델처럼 되려고 뭔가 특별한 다이어트 법을 찾는다면 엄청난 돈과 시간과 감정만 소비할 뿐 나의 몸은 그대로이거나 다이어트 부작용에 시달리게 될 것이다.

이것만 알아둬도 충분한
포인트 근력 운동 세 가지

운동의 효과는 다양하다.

스트레스를 해소해주고 우울증을 예방해 정서를 안정시킨다. 성인병과 암을 예방하고 심장을 튼튼하게 하며 폐활량을 증대시킨다. 면역 체계를 강화하고 피로에 대한 내성 능력이 향상되고 감염 등의 병원체를 이길 수 있는 저항 능력이 향상된다. 뿐만 아니라 노화를 더디게 해주며 여성의 고민인 셀룰라이트를 예방하고 개선한다. 갱년기를 지나는 남녀에게는 심리적인 안정을 주고 우울증세를 완화해준다.

운동은 혈당을 조절하는 기능이 있어서 당뇨 환자의 회복을 돕고 골밀도를 높인다.

이 외에도 멋진 몸매의 완성을 위해서는 식단관리와 함께 운동이 필수적이다. 다만 처음부터 초보자가 무리하게 운동을 시작해서 근육이나 관절에 손상을 입지 않도록 세심하게 진행해야 하고 각자의 상황에 맞추어야 한다. 아주 적어 보이는 운동량도 사람에 따라서는 무리한 운동이 되는 경우도 있기 때문이다.

간혹 운동을 안 하고 약이나 수술로 살을 뺄 수 있다고 홍보하는 다이어트 업체들을 볼 수 있는데, 운동만이 줄 수 있는 이러한 효과들은 그 어떤 약도 대신해 줄 수 없다. 식욕억제제나 검증되지 않은 다이어트 약은 부작용으로 해를 줄 뿐이다.

그러니 다른 데 눈 돌리지 말고 오늘부터 한 가지씩 운동을 시작해 보기로 하자!

I. 등을 매끈하게, 엉덩이를 힙업시키고 허리 근육을 강화하려면?

덤벨 데드리프트!

데드리프트는 등 운동이 주가 되고, 이 외에도 둔근과 척추기립근, 허벅지 뒤쪽과 전신의 근육을 단련시키는 대표적인 근육 운동이다.

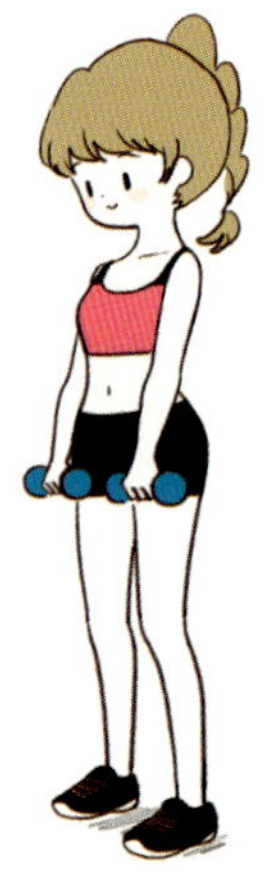
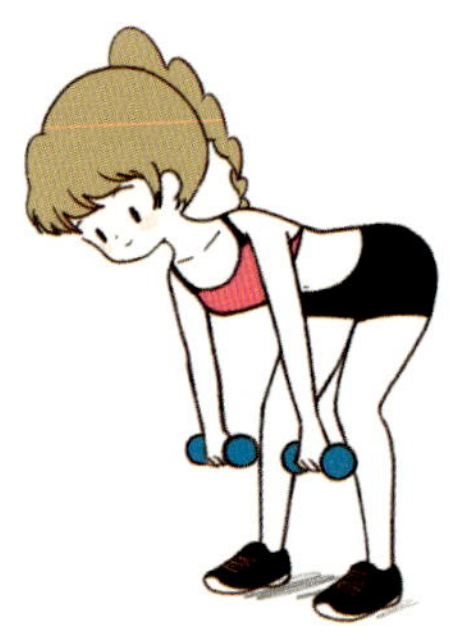

[운동 방법]

① 허리를 펴고 양발을 골반 넓이로 벌리고 선다.

② 양손에 덤벨을 쥐고 허벅지 앞쪽에 둔다(덤벨은 1.5~2kg 정도로 시작해서 차츰 올린다).

③ 허리를 반듯하게 편 상태에서 무릎을 살짝 굽히고 상체를 바닥과 수평이 되게 숙였다가 일어선다. 얼굴은 정면을 보아야 허리가 구부러지지 않는다.

④ 호흡은 상체를 숙일 때 들이마시고 일어날 때 내쉰다.

⑤ 10회를 1세트로 3~5회 반복한다.

2. 11자 복근과 쏙 들어간 허리를 갖고 싶다면?

바이시클 크런치!

상 복부, 옆구리 운동에 효과적이다.

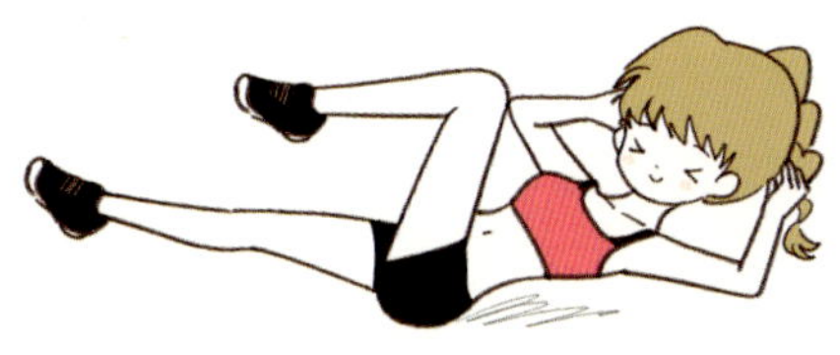 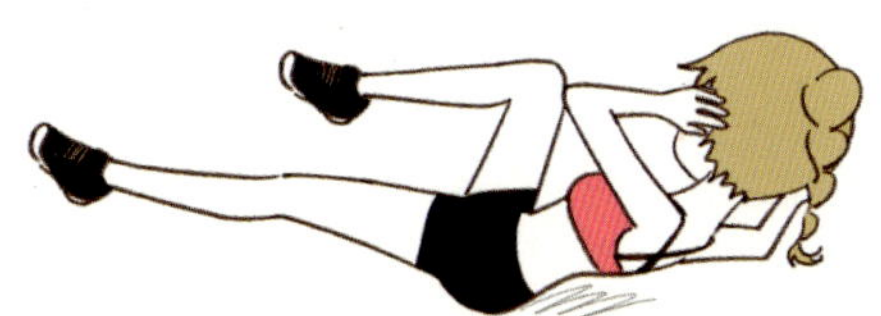

[운동 방법]

① 바닥에 누워 두 발을 90도 각도로 올린다.

② 양손은 머리 뒤로 깍지를 끼고 오른손 팔꿈치가 왼발 무릎과 닿을 정도로 상체를 일으키고 다리는 마치 자전거를 타듯이 움직인다.

③ 반대쪽도 같은 방식으로 교대로 해준다.

④ 오른발과 왼팔이 맞닿는 동작을 1회로 총 30~50회 반복한다.
체력에 따라 100회를 하거나, 오전과 오후로 나누어서 틈틈이 50회씩 두 차례 운동해도 같은 효과를 낸다.

3. 코어 강화로 체력 향상시키려면?

플랭크!

플랭크는 대표적인 코어 근육 강화 운동이다.

코어는 몸의 중심이라는 뜻으로 척추를 중심으로 신체를 지탱하고 있는 근육이며, 이곳으로부터 모든 움직임이 시작된다. 복직근, 내외복사근, 대둔근, 다열근, 복횡근, 골반저근을 말한다. 코어 근육을 강화해 기초 체력을 향상시키는 것이 외적인 근육만 키우거나 불균형적인 근육 발달보다 건강에 이롭다.

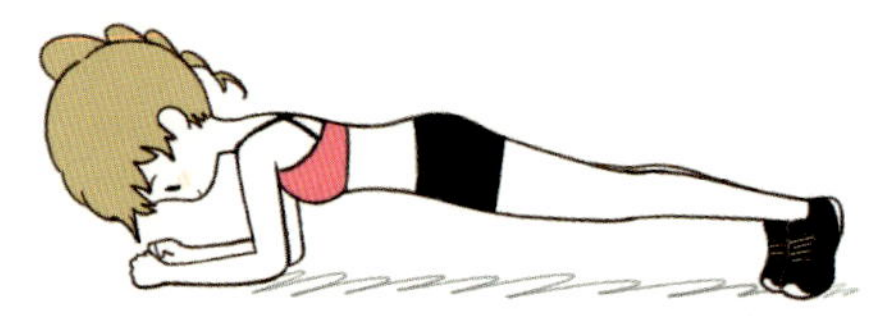

[운동 방법]

① 팔꿈치를 바닥에 대고 팔꿈치와 어깨가 수직이 되게 한다.

② 몸은 어깨부터 발목까지 일직선을 유지하고 그대로 버틴다. 엉덩이가 아래로 내려오거나 위로 올라가지 않도록 한다.

③ 처음에는 20~30초 정도 하다가 차츰 1분~2분씩 늘려 3세트를 실시한다.

통·통·놀·다 Point

11자 복근과 쏙 들어간 허리를 갖고 싶다면?

과체중 이상의 고도비만인 사람이 복부 비만을 해결하기 위해 복근 운동을 하겠다고 한다면 비효율적이다. 전신의 지방을 감량하면 자연히 복부 둘레도 감소하기 때문에 같은 운동 시간이라면 빠르게 걷거나 가벼운 근력 운동과 유산소를 결합한 서킷 트레이닝이 훨씬 효과적으로 복부 비만을 해소한다.

복부 근력은 등 근육과 더불어 상체를 지탱해 주는 근육이기 때문에 아름다운 식스팩을 만들기 위해서뿐만 아니라 허리를 튼튼하게 지탱해 주기 위해서도 중요하다.

당신이 멋진 복부 라인 만들기에 유독 관심이 많다면 매일 훈련해도 빠르게 회복하는 근육이니 복부 운동을 매일 빼놓지 않고 즐겨도 좋을 것이다.

체지방이 감량되는
서킷 홈 트레이닝

운동은 간단하게 해도 좋다.

등을 매끄럽게 하고 엉덩이를 힙업시켜주는 데드리프트만 하루에 30회를 해도 좋다. 복부를 예쁘게 만드는 데 관심이 있다면 사이클 크런치를 50회 해도 된다. 또는 플랭크를 30초~1분씩 3회를 하는 것도 괜찮다. 이 세 가지 운동 중에서 하나만 선택해 실행해도 충분하다. 또는 이러한 운동 세 가지를 조합해서 10회씩 반복하는 서킷 트레이닝을 해 볼 수도 있다.

서킷 트레이닝(Circuit training)이란 가벼운 근력 운동과 유산소 운동을 함께 해서 근육 단련뿐만 아니라, 체지방 감량 효과까지 더욱 높일 수 있는 운동 방식이다.

위에 소개한 세 가지 운동 자체가 근력 운동이며, 이것을 약간 빠르게 반복하는 것만으로도 유산소 효과가 나타나기 때문에 다른 유산소 운동을 첨가할 필요는 없다.

근력 운동의 순서는 바꿔서 해도 되지만, 이런 식으로 짜 보았다.

① 데드리프트 10회
② 사이클 크런치 10회
③ 플랭크 30초

이것을 한 세트로 3~5번 반복한다.

이 세 가지 운동이 아니더라도, 걷기를 매일 30분 이상 해 주어도 되고 집 안에 있는 사이클 운동기구를 활용하여 매일 또는 주 3회 30분씩 타도 좋다. 또는 수영을 매일 30분씩 하거나 주 3회의 다른 그룹운동 프로그램에 40분~1시간씩 참여해도 좋다. 주 중에는 운동을 한 번 정도만 가볍게 하고 주말을 활용해서 등산을 정기적으로 다녀도 좋다. 단, 산에서 내려와서 술을 마시면서 음식을 과하게 먹으면 체중 감량 면에서 효율적이지 못하다. 이 외에도, 자신이 하고 있던 종목으로 계속 운동하면 된다.

다만 최근의 연구 결과 중에 젖산에 대한 내용을 눈여겨 볼 만하다.

젖산은 강한 근력 운동을 하면 생기는 피로물질인데, 이 젖산이 발암성 단백질 (NDRG3)과 결합해 이 단백질의 분해를 막으면서 암세포의 형성을 촉진한다고 한다. 또한 젖산은 유해 산소를 만들어 노화를 빨리 오게 한다. 적당한 운동은 콜레스테롤 수치를 낮추고 심장을 튼튼하게 하며 피부를 좋게 하고 노화를 예방하지만, 필요 이상의 혹독한 운동은 몸에 해롭다는 의미다. 따라서 젖산이 생기지 않도록 해야 하며, 무리한 운동 중 발생한 젖산은 바로 회복시켜줘야 한다.

예를 들어 20분 정도의 고강도 웨이트 운동을 한 다음에는 운동을 바로 중단하지 말고 약 15분~20분 정도 걷는 등의 가벼운 유산소 운동을 해 주면 젖산의 증가로 인한 피로를 회복시킬 수 있다. 운동 후에는 영양 섭취와 더불어 충분한 수면으로 휴식을 취해 준다.

모든 것이 과유불급(過猶不及), 지나침은 부족함과 같다.

단기간에 너무 갑작스럽게 과도하게 운동을 해도 디트레이닝 현상이 발생한다.

운동을 하다가 중단했을 경우, 신진대사가 느려지고 혈압이 높아지고 혈당이 올라간다. 일반인이 보디빌딩 대회를 앞두고 강한 근력 운동을 해서 얻은 근육을 이후 운동하지 않고 내버려 두거나 운동 강도를 약하게 했을 때 다시 급격하게 근육을 잃게 된다. 반면에 장기간 꾸준히 운동해서 증가한 근육은 갑자기 손실되지 않는다.

그렇다면 운동은 어느 정도로 해야 자신에게 이로울까?

운동을 너무 안 해도 문제고 갑자기 혹독하게 해도 문제다. 운동을 했을 경우 고혈압, 당뇨, 심장질환 등 비만이 원인이 되는 질환의 발병률을 낮추고 심리적인 부분에서도 우울증을 완화시킨다. 이렇게 운동의 장점을 누리려면 일상생활을 하면서 몸이 단련되고 기분이 좋아질 정도의 분량이면 충분하다.

적은 분량이라도 꾸준히 운동하면 근육을 크게 얻지는 못하더라도 유지하거나 잃지는 않을 것이다. 또한 운동을 즐길 수 있는 수준이 될 뿐만 아니라 시간과 체력 소모도 줄일 수 있다.

여기에 예전보다 더욱 식단에 주의를 기울이고 최대한 노력해 주어야 한다. 다이어트 일기를 써보는 것도 좋은 방법이다. 식단을 기록하면 의지도 더욱 다질 수 있으므로 기록하지 않을 때보다 더욱 큰 감량 결과를 얻을 수 있다.

이제는 말할 수 있는 비밀

대한민국이 몸만들기 열풍으로 몸살을 앓고 있다.

하룻밤만 지나면 새로운 스타가 떠오르고 연예인 누구누구의 식단이 인터넷을 달군다. 연예인뿐만 아니라 개그맨도, 일반인뿐만 아니라 전문가도 나이를 불문하고 더욱 멋진 몸이 되고자 노력한다. 동네 헬스클럽의 평범한 트레이너조차도 완벽한 몸이 되려고 노력 중이고 에어로빅이나 댄스 강사, 요가 강사 등 많은 사람들이 몸만들기에 비지땀을 쏟는다. 나이가 지긋한 중년의 배우들이 스크린이나 TV에 컴백할 때도 예전의 모습 그대로이거나 더 좋아진 몸매로 돌아오곤 한다.

우리는 어느 날 나타난 아주 완벽한 몸매의 스타를 보고 정신이 확 든다. 갑자기 식욕이 떨어지면서 급히 다이어트에 돌입하게 된다. 며칠 굶다시피 한다고 되는 몸이 아닌데도 불구하고 아침이나 저녁을 먹지 않다가 병원을 찾아가 약을 먹거나 다이어트 식품을 구입하고 비싼 관리를 받는다. 그 스타가 정말로 그런 식으로 완벽한 몸을 갖게 되었는지는 생각하거나 따져보지 않는다.

다이어트는 단순한 일을 꾸준히 반복하는 일이기 때문에 자신이 할 수 있을 정도의 운동과 식사 분량과 식사 내용이 따라와야 한다. 그런데도 우리는 선수처럼 운동하고 선수처럼 식사한다. 하지만 그 후에는 어떻게 할 것인가? 대부분이 그런 생활을 힘들게 유지하다가, 서서히 운동을 쉬거나 일반 식사로 돌아오면서 옛날의 몸으로 돌아오기 시작한다.

몸짱이 되고 싶은 이유는 저마다 다르지만, 하나같이 군더더기 없는 완벽한 몸이 되어야 한다고 생각한다. 그냥 날씬한 데에서 그치지 않고 식스팩을 가져야 하고 11자 복근을 만들어야 하고 체지방률이 어떠어떠해야 한다고 말한다.

예전보다 날씬한 몸매의 기준도 높아졌다. 피트니스 산업과 다이어트 산업은 가장 이상적인 모델을 내세우며 날씬함의 기준을 드높인다. 상위 1%대의 완벽한 모델 몸이 기준이기 때문에 결국은 모든 사람들이 다이어트를 해야 하는 상황이 되어버렸고, 날씬하고 건강한데도 불구하고 식스팩과 11자 복근을 만들어야 하는 현실이 되어버렸다. 완벽한 몸의 모델들이 몇 년에 걸쳐 오로지 몸만들기에 집중해서 만든 몸을 일반인도 다이어트와 운동을 통해 만들겠다고 다짐만 하다 실패를 반복한다.

나는 고백한다. 이제는 말할 수 있기 때문이다.

나는 아주 완벽한 몸을 가진 트레이너는 아니지만 이 정도 몸을 유지하기도 너무나 힘들었다.

댄스 강사로 10년을 살았어도 몸 관리는 언제나 스트레스였고 식사 조절에서는 항상 롤러코스터를 탔다. 나는 일반인으로 평생을 살면서 하루 세끼를 일반식으로 먹었다. 하루 세끼를 일반식으로 먹으면 살은 분명히 찐다. 그런데도 우리의 식사 환경은 하루 세끼를 먹는 게 당연하다고 생각하게 되어 있다.

나는 지금도 다이어트와 심리 등에 관해 강연과 운동 지도를 하고 있지만 여전히 체중 관리는 나와의 줄다리기쯤으로 느껴진다. 여기에 딸도 합세했다. 그리고 딸도 그

줄다리기에서 힘들어했다. 사람들도 마찬가지다. 오늘도 여전히 자신과의 줄다리기에 힘들어하고 있다.

체중을 줄인다는 것은 쉬운 일이 아니다.

노력도 필요하지만 시간도 필요하다. 단기간에 체중 감량을 극적으로 이루려다 보면 부작용에 시달리게 된다. 그러므로 무작정 달려들기 전에 사전에 그 원리를 집중적으로 탐구해야 한다. 나의 목적에 맞는 방식, 계속 유지할 수 있는 방식을 찾아야 하고 가끔 빗나가게 되어버릴지라도 충분히 이룰 수 있으며 시간이 갈수록 무르익는 방식이어야 한다. 일단 2~7kg을 감량했다면 그 후에도 그 방식으로 충분히 근육을 유지하고 체지방을 감량하며 체력이 좋아져야 한다.

중요한 것은 건강을 지키기에 가장 아름다운 몸을 만드는 것이다. 체지방률을 극단적으로 낮추지도 않고, 또는 약간은 표준 범위에서 이탈할지라도 조금만 노력하면 충분히 만들 수 있는 몸이다.

이번 모녀 프로젝트는 힘이 들지 않았다고 할 수 없고 완벽하다고도 할 수 없다.

힘들고 불완전했다. 항상 어떤 완벽한 기준에서 벗어나는 일상이었지만 좋은 자연 음식의 비율을 높이려고 노력했고 실제로 그렇게 해서 체중을 감량해 나갔다.

무엇보다도 평소에 내가 만족할 만큼 먹으면서, 앞으로도 꾸준히 몸매를 유지할 수 있으려면 어떻게 해야 하는지 확실히 알게 되었다는 점에서 대성공이다.

프로젝트를 시작하면서 나는 내가 원하는 체중까지 정말로 내릴 수 있을까 막연하게나마 의심했던 게 사실이다. 누구나 마음속에 이상적인 체중은 품고 있을 것이다. 나 역시 '이 정도 체중이면 얼마나 좋을까!' 생각하면서 이상적인 체중을 달력에 기록해 두었다. 그런데 놀랍게도 이 책의 원고 마감을 앞두고 그저 이상적인 체중이라고만 생각했던 그 체중이 실현되었다. 나는 최종적으로 4~5kg을 감량한 것이다.

딸은 여전히 7kg 감량을 유지하고 있다. 앞으로도 느긋하고 자연스럽게 근육량을 조금씩 올리고 체지방률은 낮출 계획이다. 운동량도 요즘은 뒷산 등산로를 꼭대기까지 오르고 집에 와서는 근력 운동을 더 해 줄 정도로 늘었다.

나는 체력이 더 좋아졌는지 산꼭대기를 다녀와도 운동한 것 같지 않고 가뿐해졌다.

"엄마는 짐승녀였네!"

딸이 놀린다.

나는 산을 내려오는 길에 숲속 나무와 새들을 보며 과거의 나에게로 찾아가 위로하는 상상을 해 보았다.

중학교 2학년인 나, 뚱뚱한 모습에 충격을 받고 어머니를 졸라서 허리를 꽉 조이는 올인원을 사서 그 많던 고리를 차례차례 잠그며 울상이 되어 있는 나를 찾아가 달래 주었다.

"이제 괜찮아! 그동안 얼마나 힘들었니? 하지만 나를 봐, 이제 너는 이렇게 멋져졌 잖아!"

여고 1학년인 나, 어느 날 잡지에서 단백질 파우더를 먹으면 살이 빠진다는 광고를 보고 수입산 단백질 파우더와 운동용 고무밴드를 주문해서 기겁할 만큼 곰팡내가 나는 듯한 파우더를 한입 떠먹고 질색하고 있는 나에게로 찾아갔다.

"너는 이미 좋아졌고 행복하단다!"

그리고 나를 안아주었다.

지금의 나는 정말 아무렇지 않아졌다. 이제 정말 행복해졌다. 그리고 이렇게, 나의 과거의 미래가 되어 과거의 힘들었던 나를 따뜻하게 돌보고 있다. 나는 항상 나를 위로해 주고 사랑해 주고 응원할 것이다.

"소영아, 사랑해!"

나 자신에게 나지막하게 고백해 본다.

딸은 보디빌딩 지도자 자격을 취득한 트레이너답게 이제는 스스로 근력 운동을 예전보다 더 강도 높여서 해 나가고 있다. 운동과 음식에 대해서도 더욱 세밀하게 공부해 나가고 있고 경력을 쌓는 중이다. 딸과 함께 같은 길을 걷고 있는 지금이 너무 행복하고 감사하다.

몸은 다이어트가 끝났다고 완성된 게 아니다. 얼마나 끊임없이 운동하고 식사를 관리해 주느냐에 따라서 천차만별로 변화무쌍하기 때문에, 조금만 노력한다면 지금보다 더욱 발전할 것이라고 믿는다.

그저 지금까지 해왔던 대로 하면 된다. 매일 조금씩 실패를 거듭하더라도 해나가기만 하면 결국은 성공한다. 약간의 실패에도 불구하고 즐기면서 지속하기만 한다면 당신의 체지방은 내일도 요요 없이 계속 감량되고, 근력은 강화될 것이다.

그리고 예전보다 더욱 자기 자신이 좋아질 것이고 더욱 사랑스러워지며, 있는 그대로 사랑하게 될 것이다.

2015년 6월

김 소 영

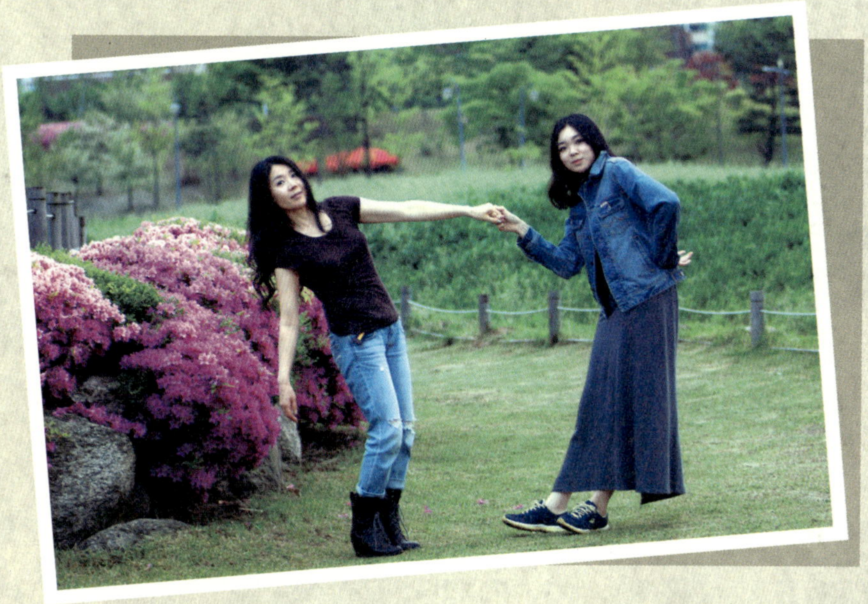

고마워! 지방세포

영덕 경희한의원 원장 김 육 지

주변에 다이어트를 한다는 분들은 많이 봤지만 제대로 성공해서 건강하고 날씬한 몸을 유지하는 경우는 드물더군요. 왜 그럴까? 곰곰이 생각해 보았습니다.

비만을, 지방이라는 세포를 제거해야 하는 나쁜 대상으로 여기는 경우가 많았습니다. 그리고 음식 먹는 것을 멀리해야 한다고 여기는 경우가 참 많았습니다. 다이어트를 하려는 의지가 강할수록 더욱 그렇습니다.

지방세포는 우리의 몸에 꼭 필요한 것이고, 중요한 에너지원입니다. 세포 하나를 생명체로 볼 수도 있고 그 안에 우주가 들어있다고 할 만큼 대단한 존재입니다. 그런데 주인으로부터 미움받고 버림받는다면 그 세포는 화가 나서, 세포의 변형이나 불균형을 일으켜 주인 몸에 병을 만들어 버리기도 합니다. 또는 스스로를 지키기 위하여 더 많이 더 크게 부풀기도 합니다.

요요현상이죠. 지방세포를 괴롭힐수록 요요현상은 더 강하게 작용합니다. 그리고 몸 전체의 생명력이 강할수록, 즉 기초 체력이 좋은 사람일수록 원상태로 되돌리려는 관성은 더 크기 때문에 요요현상이 크게 나타납니다.

　　그러므로 지방세포를 배척해야 할 대상이 아니라 사랑해주어야 할 대상으로 인식해야 합니다. 그냥 마음으로만 사랑한다고 하지 말고 직접 말로 표현해주세요. 지방세포를 손으로 쓰다듬어 주면서,

　　"참 고맙구나! 사랑한다!"

　　그러면 사랑을 듬뿍 받은 지방세포는 경계태세를 풀고 이웃의 근육세포들이나 피부세포들과 조화를 이루며 건강한 삶을 살게 됩니다.

　　물론 음식을 많이 먹는 습관은 건강에 좋지 않습니다. 장수하는 노인들을 보면 소식하는 경우가 많습니다. 많이 먹는 사람들은 고혈압, 비만, 당뇨병 등의 성인병에 걸리게 될 위험이 높습니다. 단, 소식하더라도 건강한 소식을 해야 합니다. 우리 몸에 필요한 영양소를 골고루 잘 섭취해야 합니다.

　　살을 빼야 한다는 스트레스를 갖지 않는 것이 좋습니다. 스트레스가 크면 클수록 요요는 더욱 크게 나타납니다. 오직 관심을 건강한 몸을 유지하는 데 집중해봅시다. 당장 체중은 줄지 않더라도 가볍고 탄력 있는 몸을 가지도록 노력해봅시다. 그러다 보면 체중도 저절로 줄어드는 기쁨을 맛보게 됩니다.

　　저는 김소영 트레이너와는 십년지기로, 평소에 자기 일에 열정을 가지고 끊임없이 노력하는 모습을 지켜보면서 속으로 감탄하곤 했습니다. 김소영 트레이너가 벌써 두 번째 책을 낸다고 하니 축하하는 마음도 두 배입니다. 건강한 다이어트 문화의 확산을 위해 노력하는 김소영 트레이너에게 뜨거운 박수를 보냅니다.

　　감사합니다.